Des trésors d'affectivité autour de la table

Les jeunes seniors d'aujourd'hui avaient entre 20 et 30 ans en 1968. Les femmes de cette génération sont celles qui se sont battues pour sortir de la maison et conquérir leur place dans la vie professionnelle et dans la société. On pouvait se demander si elles n'avaient pas rangé définitivement leurs cocottes au grenier. Pas du tout ! Faire la cuisine n'est une corvée que pour une petite minorité. La plupart parlent de faire plaisir, de bonheur, de partage, de savoir-faire, d'expression personnelle, de créativité, d'esthétique. La cuisine pour faire plaisir, le repas pour partager, ce sont des trésors d'affectivité qui s'expriment autour de la table, et cela, c'est vital. Et c'est tellement important à transmettre !

L'alimentation et la vie

En un siècle, l'espérance de vie à la naissance s'est accrue de 25 ans. A 60 ans, on a une moyenne de 20 à 25 ans de vie devant soi. Les centenaires sont de moins en moins rares et les femmes françaises ne sont dépassées que par les Japonaises pour le record du monde de longévité. Ces années en plus, en quantité et en qualité, notre alimentation y est pour beaucoup. La plupart des nutritionnistes considèrent le "modèle alimentaire français" comme le meilleur du monde. Faire de vieux os, ce n'est pas si compliqué si, à partir de 50 ans, on pense à se faire des os solides. Et, question calcium, les produits laitiers, sont les meilleurs amis de l'âge mûr !

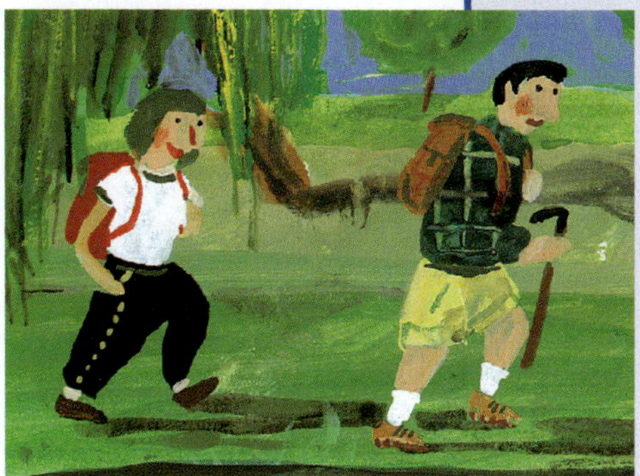

à cultiver

Cela peut paraître incroyable et pourtant c'est vrai : nous mangeons en France aussi gras que les Américains, et pourtant nous sommes beaucoup plus minces et nous mourons trois fois moins de maladies cardio-vasculaires. C'est cela le paradoxe français, ce « French paradox », mis en lumière par les Américains eux-mêmes qui trouvent assez « immoral » de voir notre gourmandise légendaire ainsi récompensée.
Alors ils cherchent une explication : est-ce le vin, le foie gras, le confit de canard qui nous protègent ? C'est à la fois beaucoup moins simple et beaucoup moins compliqué : chez la plupart des Américains, la nourriture est un simple « carburant » pour l'organisme. Notre relation à l'alimentation est totalement différente : nous sommes attachés à la qualité et à la variété de nos aliments, nous prenons du plaisir à les cuisiner, à les déguster et à en parler... et les repas sont les pivots de notre vie familiale et sociale. Vous n'aviez pas pensé que tout cela pouvait contribuer à notre santé ? Eh bien si !

"Nous, on recherche la qualité"

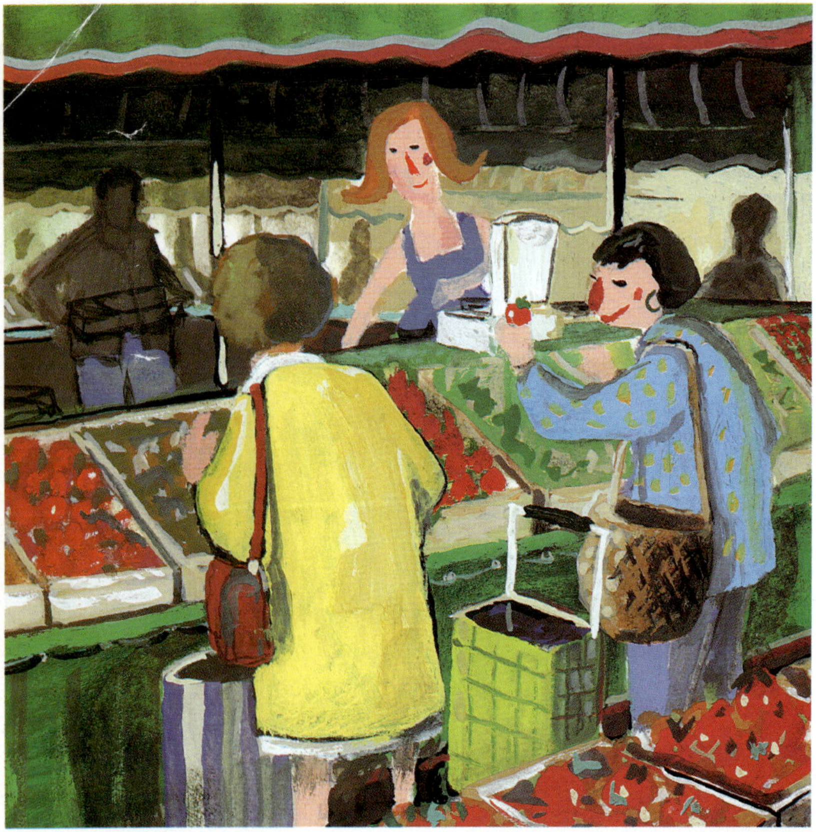

L'âge mûr est celui de l'art de vivre. Plus sage, plus clairvoyant, on mange mieux.

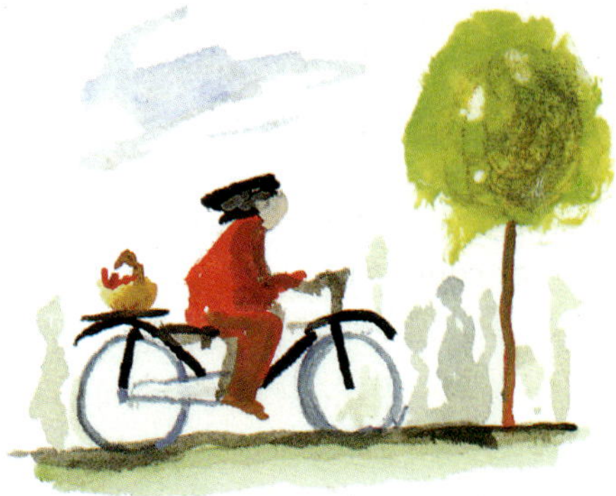

Piano, panier

Au marché, on remplit astucieusement son panier. Fruits, légumes, poissons, fromages, beurre, crème doivent y cohabiter en bonne intelligence - sans chocs dommageables ni transferts de bactéries.
Les produits frais sont vivants : chacun a ses bons microbes spécifiques, artisans du goût. La preuve en est faite par l'étonnante variété des fromages français. Si le fruit du lait offre une telle palette de saveurs et de textures, c'est grâce au travail de ces "affineurs intégrés" qui œuvrent au cœur de la pâte.

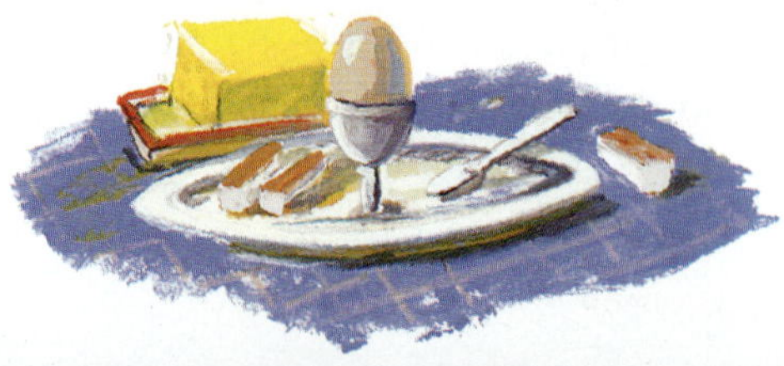

Idées à réviser

➡ Certaines mentions ne sont pas réglementaires. L'alléchant "œuf fermier" ou "coque" ne sort pas du poulailler de votre enfance ! L'indication "œufs de poules élevées en libre parcours" garantit, elle, que chaque poule dispose d'un espace vital minimum de 10 m^2.
Pour retrouver le plaisir simple d'un œuf coque avec des mouillettes beurrées, repérez la mention "extra" : elle atteste que l'œuf a été emballé depuis moins de 7 jours.
En revanche, à propos d'un fromage, la mention "fermier" est très précise. Elle est réservée aux fromages fabriqués à la ferme à partir du lait après chaque traite produit d'un seul troupeau.

Lire les étiquettes

Composition, valeur nutritionnelle, date de péremption... les étiquettes recèlent une mine d'informations imposées par le législateur.

➡ Au-delà de la DLC, date limite de consommation, le produit est impropre à la consommation.

➡ La DLUO, date limite d'utilisation optimale, a davantage valeur de conseil pour préserver le goût et la valeur nutritionnelle des aliments.

➡ Le taux de matière grasse indiqué sur l'emballage des fromages porte sur 100 g d'extrait sec. Mais un fromage contient toujours un certain pourcentage d'eau. Le pourcentage réel en matière grasse sur la totalité du produit est donc différent de celui affiché sur l'étiquette : un fromage blanc étiqueté à 20 % de matière grasse et contenant 82 % d'eau renferme en réalité 3 % de matière grasse pour 100 g.

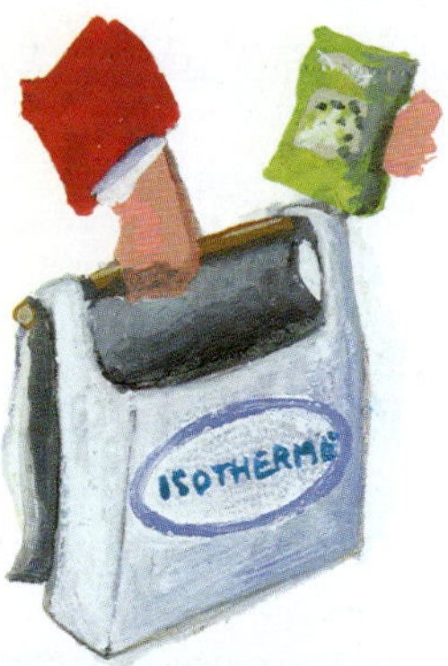

"J'ai du recul, je mange moins, mais mieux !"

Le saviez-vous ?

- Dans le congélateur, il fait -18°C partout. Il faut y serrer les produits les uns contre les autres pour qu'ils se tiennent bien froid entre eux.
- Les yaourts, fromages blancs, desserts lactés et crèmes dessert sont dits "ultra-frais" : il faut donc les caser dans la partie la plus froide du frigo.
- Enveloppés séparément, la plupart des fromages trouvent dans le bac à légumes le climat (taux d'humidité et froid tempéré) qui leur convient.

Qualité signée

Quand on a moins de ventres affamés à nourrir, on peut s'offrir plus souvent le dessus du panier. Aux envies légitimes de terroir et de qualité répondent les labels et appellations d'origine contrôlée.

➡ *Le terme de label implique une qualité supérieure à celle des produits de la même famille. Parmi les produits laitiers, l'emmental, la tome de Savoie, la tome des Pyrénées, le morbier, la mimolette et la crème fraîche fluide d'Alsace sont labellisés.*

➡ *La mention AOC concerne les vins, les produits laitiers et d'autres produits agro-alimentaires (lentille verte du Puy, noix de Grenoble, taureau de Camargue, etc.). L'appellation d'origine contrôlée garantit que le produit a été élaboré sur un territoire bien délimité selon un savoir-faire ancestral. Pour figurer à ce tableau d'honneur, les produits AOC obéissent à des règles précises de fabrication.*

➡ *Le label AB, certifié agriculture biologique, garantit que l'aliment est issu d'un mode de production attentif à l'environnement, qui s'interdit l'emploi de produits chimiques de synthèse et respecte le bien-être des animaux. Il est surtout utilisé pour les pains et céréales, lait et produits laitiers, fruits et légumes.*

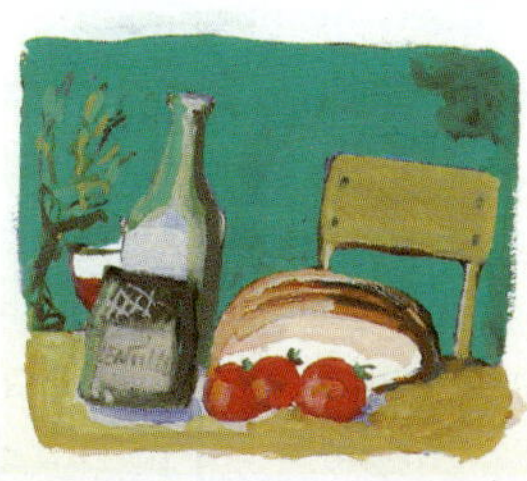

"On a faim de saveurs"

Légumes croquants du marché, poisson en papillote avec une noix de beurre, saveurs de terroir des fromages, on déguste le goût vrai des choses.
Le plaisir des sens maintient en éveil, émoustille la vie.

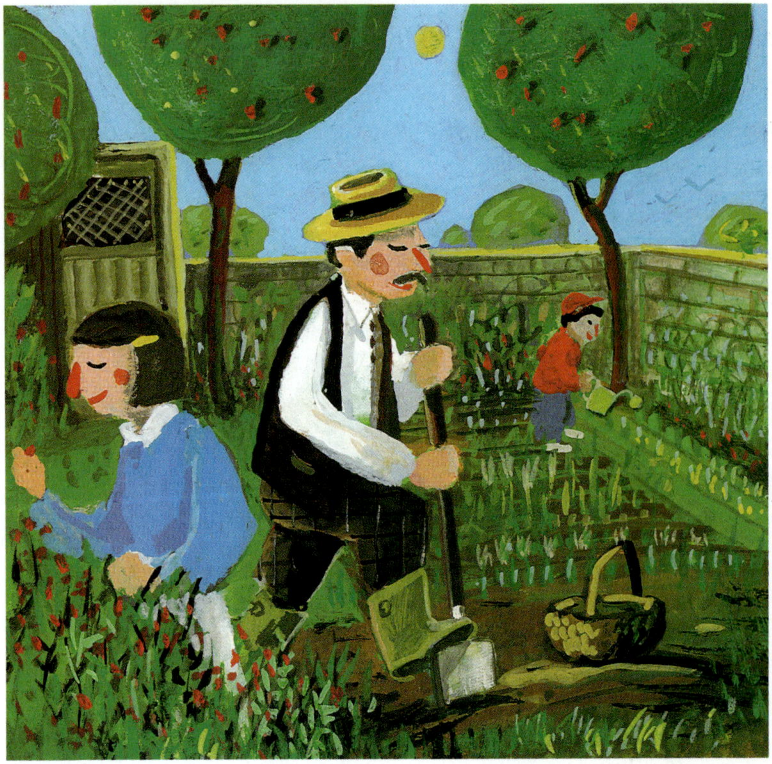

Les fromages, tout un voyage

➡ Morceaux choisis de terroirs, mosaïque de paysages, bouquet de flores spécifiques, recueil de savoir-faire, palette de goûts, d'arômes et de textures... bien des pays nous envient notre richesse fromagère ! Autour d'un plateau, faites voyager vos invités et racontez la France à vos petits-enfants. Fine saveur noisetée d'un beaufort ou d'un saint-nectaire ; onctuosité fruitée d'un camembert de Normandie ; goût franc et relevé du munster ; texture moelleuse et saveur caprine d'un rocamadour ; bouquet particulier du roquefort qui fond en bouche et y laisse sa touche originale, fine et forte à la fois.

Il y en a pour tous les goûts !

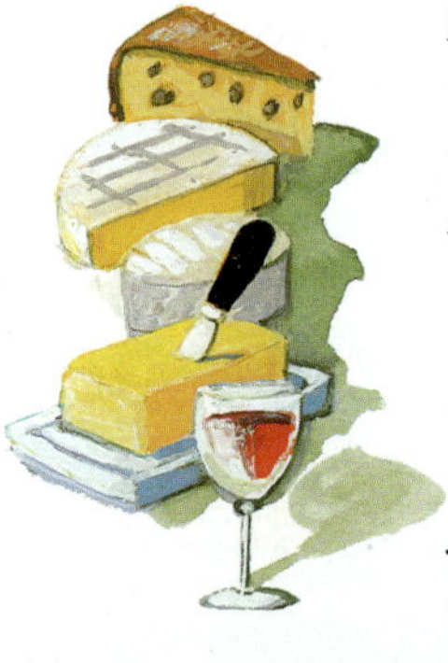

Le beurre, complice du goût

À l'image des vins, le beurre a ses crus, sa propre palette aromatique qui varie selon la saison et la flore de sa région d'origine. Cru, il fait ressortir la saveur d'une grillade, d'un poisson cuit en papillote ; il rend plus alléchants légumes vapeur et pommes de terre en robe des champs. En cuisine, il tempère l'amertume, adoucit le piquant, atténue l'acidité.
Il donne aux mets du doré, du craquant. Il détient le secret des sauces onctueuses, des pâtes fines, des feuilletés croustillants comme des odorantes brioches. En outre, le beurre est, de loin, le corps gras le plus facile à digérer.

Alliances de saveurs

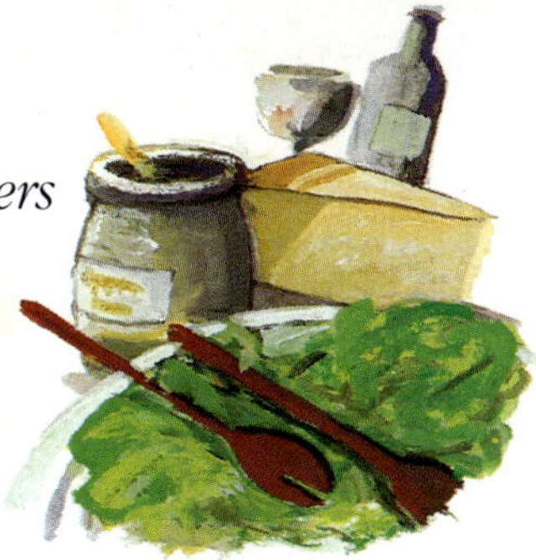

Mariez les saveurs, les produits laitiers adorent se laisser surprendre !

- chutney avec morbier et saint paulin,
- moutarde à l'ancienne avec du comté,
- framboises et cerises, avec du salers,
- cumin avec munster, langres, rollot, tome, cantal,
- fines herbes, échalotes, petits oignons, avec du fromage blanc,
- basilic, sarriette, menthe, avec tome de brebis et chèvres frais,
- noix, figues, raisin frais, griottes, avec roquefort et bleus,
- compote de rhubarbe et gelée de coing, avec cantal ou tome.

Nostalgie, quand tu nous tiens !

D'après les recherches d'un scientifique américain, cela ferait 30 générations qu'on affirme que le pain d'autrefois était meilleur ! Charles Brun, théoricien du régionalisme, écrit en 1924 que l'éducation du goût se perd, qu'on mange vite et mal, à cause de la "cuisine en uniforme et en série". Et avant, c'était comment ? En 1901, un autre auteur regrette un "autrefois" d'avant l'industrialisation... Et si, de tout temps, cela avait toujours été meilleur "avant" ? C'est à dire à l'époque bénie où l'on était enfant, quand les adultes de l'époque se référaient à leur "avant" à eux, celui de leur propre enfance.

La nostalgie culinaire sera toujours ce qu'elle était !

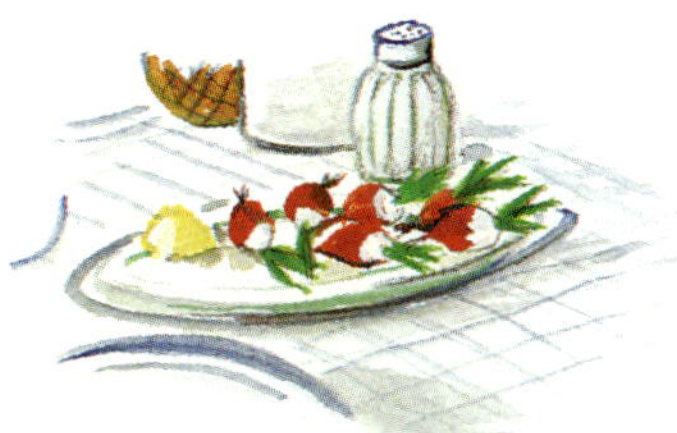

"Le vrai goût des légumes, plus une noisette de beurre."

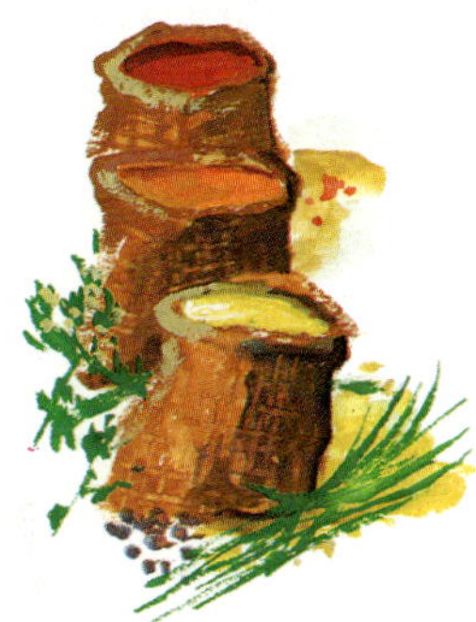

Le goût des régions

Chaque région a ses us et coutumes gourmands. Les retrouver dans son assiette, c'est arpenter des terroirs et retrouver le goût de la tradition.

- En Bourgogne, on sert la gougère (pâte à choux salée, poivrée, et fromage râpé) à l'apéritif ou, en couronne, avec des champignons à la crème.
- Essayez les asperges à la flamande : servies chaudes, avec du beurre fondu, persil plat haché et jaune d'œuf dur écrasé.
- La Normandie a son "poulet vallée d'Auge" : en morceaux, revenus au beurre, servis avec une sauce au calvados et à la crème fraîche.
- En Alsace, la tarte au fromage blanc s'aromatise avec de la vanille et des zestes de citron.
- En Berry, on confectionne la pâte à tarte en y incorporant du chèvre frais.
- En Charentes-Poitou, on sert le tourteau fromager avec un coulis de framboises.
- Au pays basque, on associe confiture de griottes et tome de brebis.
- En Lorraine, les cuisinières font fondre du chaource dans leurs poêlées de champignons.

Secrets d'épices

Le paprika réveille le fromage blanc ; la cannelle rend exotique le riz au lait ; la muscade pimente subtilement fondues, tartes et soufflés au fromage. Les fromages blancs et frais adorent se laisser "rouler dans la farine" des épices. Avec leurs noms venus d'ailleurs, elles métissent gaiement tous les terroirs du monde. Le curry, par exemple, qui mêle : curcuma, coriandre, cumin, poivre, girofle, cardamome, gingembre, piment, muscade et herbes séchées. Ou le pimpiolet, qui est le nom joli de notre thym sauvage !

“Nous, on aime cuisiner”

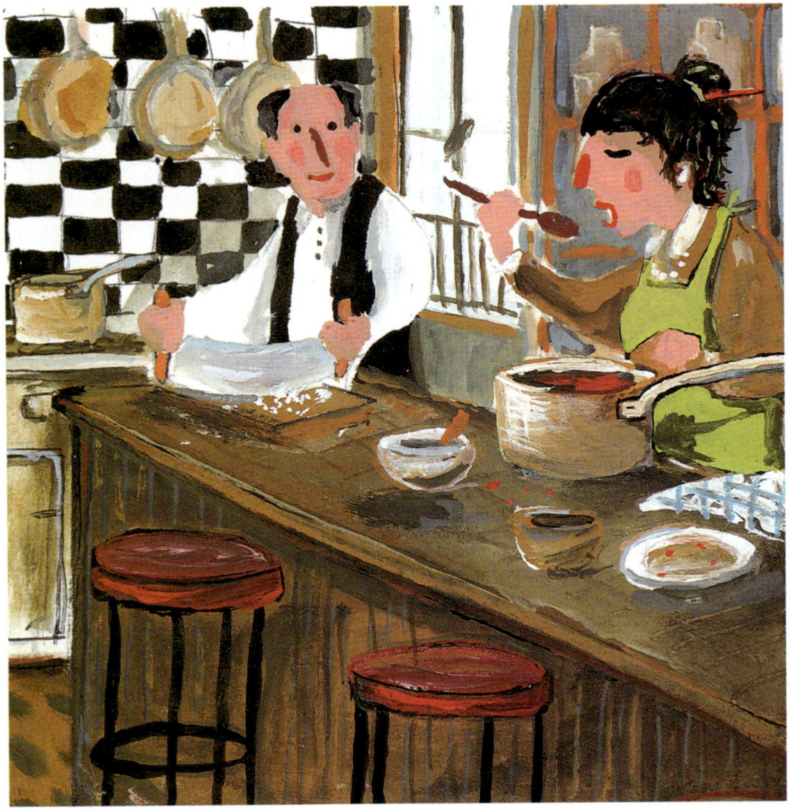

On a du temps devant soi, du savoir-faire, l’envie de tester notre inventivité. Recettes d’autrefois, idées dans l’air du temps, tout nous inspire. Cuiller en bois, cocotte en fonte, plaisir des outils simples, régal d’une maison qui fleure bon.

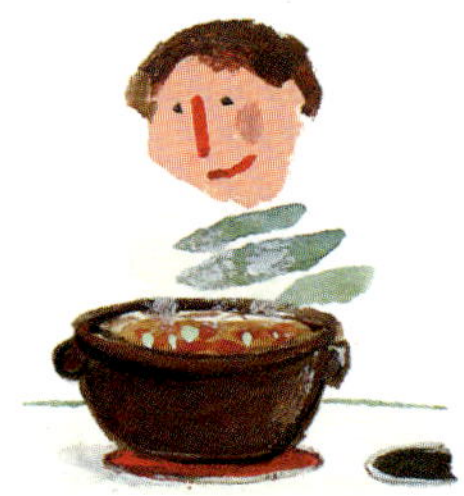

Hum, ça sent bon !

Un plat qui mijote dans la cuisine et la maison embaume. Le plaisir de cuisiner vient aussi de ce qu’il régale tous les sens. On prend son temps pour découper la viande, émincer oignons et champignons, ciseler les herbes. Dans la cocotte, le beurre fait chanter les ingrédients qui rissolent. Les petits-enfants, par l’odeur alléchés, accourent. Tout en poursuivant la recette, on raconte, on commente les tours de main. Les marmitons voudront doser eux-mêmes la crème ou râper le fromage. Une douce complicité s’installe. Autour d’une blanquette ou d’un gratin dauphinois, les valeurs d’autrefois se transmettent dans le climat de tendresse particulier qui auréole la cuisinière.

Coulis, cocktails, confits

- *Coloré, le coulis de poivron, à servir froid ou chaud, avec une volaille ou un poisson : lavés, épépinés, les poivrons cuisent à la vapeur avant d’être pelés puis mixés avec de la crème fraîche.*
- *Frappé, insolite : un cocktail crevettes-kiwis-nectarines nappé de yaourt bulgare citronné.*
- *Dignes d’un grand chef, les échalotes confites à servir avec une viande : non épluchées, enduites de beurre, enveloppées de papier alu, elles cuisent en papillote à four très doux, 1 h au moins ; épluchées, on les cuit doucement au beurre avec du vin rouge étendu d’eau, en cocotte.*

L'art de l'émincé

Les légumes découpés en lanières, c'est inventif et amusant à faire. Ça cuit très vite sans perte des vitamines et c'est tellement plus décoratif !
Avec un économiseur, des petites courgettes bien fermes, simplement lavées, prennent l'aspect de tagliatelles vertes. À cuire à la vapeur, al dente, avec une branche de thym et une gousse d'ail dans l'eau pour les parfumer.
Du beurre frais au moment de servir, ou de la crème : c'est tout simple et délicieux.
En copeaux ou en fins bâtonnets, divers légumes de saison marient leurs coloris dans une julienne savoureuse, fondue au beurre, pour égayer un poisson poché au court-bouillon.

Jeunes primeurs à l'ancienne

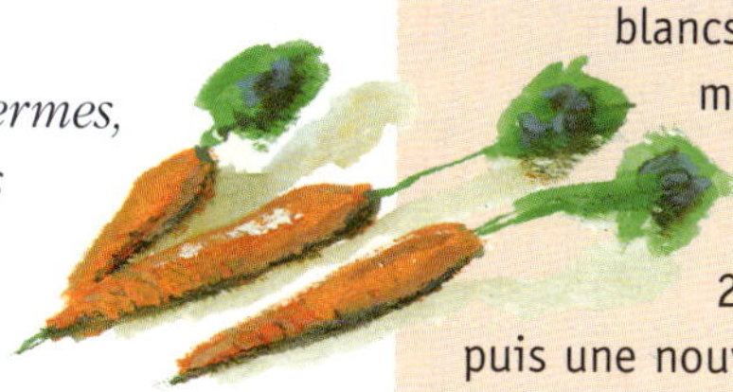

Pour que les petits pois restent bien verts et tendres, mélangez-les aussitôt écossés avec de petits oignons blancs épluchés, du sel et du beurre mou malaxé en pommade. Tapissez le fond d'une cocotte de feuilles de laitue. Versez les légumes beurrés, ajoutez 2 morceaux de sucre, 1/2 verre d'eau, puis une nouvelle couche de laitue. Fermez la cocotte et comptez 15 mn de cuisson à feu vif à partir de l'ébullition.
De jeunes carottes, rapidement blanchies, cuiront doucement au beurre avec du miel, de la ciboule et beaucoup de poivre.

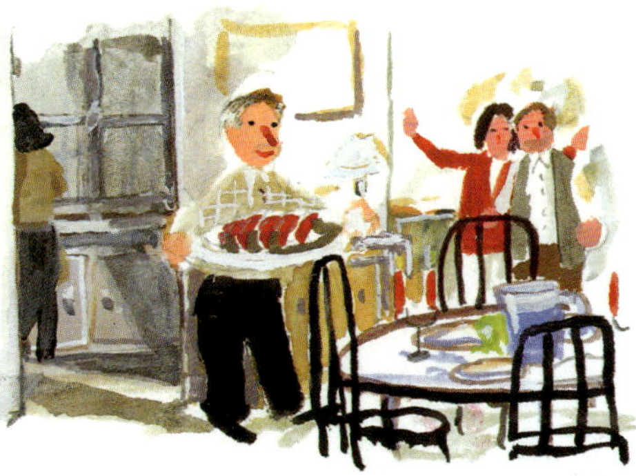

"Cuisiner, c'est le bonheur !"

Astucieux coquilleurs

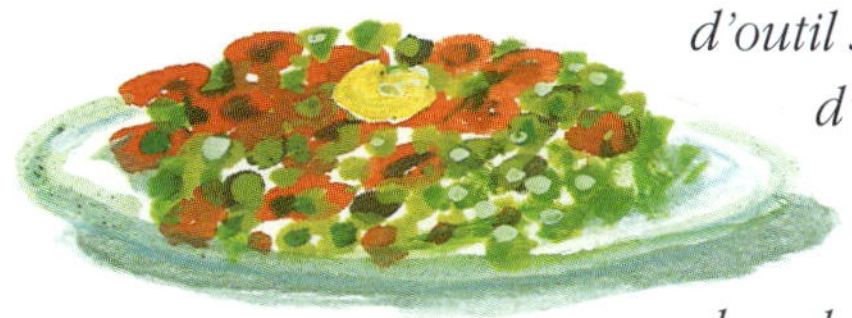

Quoi de plus agréable à l'œil qu'une coquille de beurre sur des légumes ou une grillade ? Si vous n'avez pas d'outil spécial, le bord dentelé d'un coquillage remplira cet usage. Vous pouvez aussi utiliser de petits moules à chocolat en inox. Avec le bord d'un moule à tartelette, vous obtiendrez des copeaux gaufrés. Pour un bon résultat, opérez sur du beurre bien froid.

Terrines surprises

Préparées la veille, elles mêlent, en couches successives, des ingrédients inattendus que l'on tasse bien et qu'on laisse prendre lentement au frais, sous film alimentaire. Deux compositions originales à tester avant d'en inventer d'autres :

- chèvre frais en faisselle écrasé à la fourchette, tomates épépinées en dés et basilic, chèvre frais, poireaux légèrement étuvés, chèvre frais.
- courgettes à peine cuites, fromage frais aux herbes, pêches, bleu d'auvergne, poires, le tout, pris dans une gelée aromatisée au muscat.

Vous aimez faire la cuisine !

78 % *des français de 50 à 60 ans qui font la cuisine (essentiellement des femmes, mais il y a aussi quelques hommes !) disent qu'ils aiment la faire tous les jours. Ils ne sont que* **18 %** *à parler de corvée. Sympas, les jeunes seniors !*

"Nous, on aime faire plaisir"

Fête de famille, goûter d'enfants, pique-nique... Dans leur maison de ville ou leur maison des champs, les seniors déclinent avec générosité l'art de recevoir. Leur ambition : surprendre et enchanter leurs convives.

Idées déco

- Au lieu de couper platement un citron en deux, "historiez-le" (tel est le terme convenu) en dents de loup à l'aide d'un couteau pointu.
- Utilisez des tranches de saumon fumé comme un papier-cadeau pour servir en ballotin un tartare de thon ; ou disposez-les en éventail au pied d'asperges vertes dressées sur un fond de sauce hollandaise à la crème fouettée.
- Faites la pêche aux jolis récipients en votre possession : moule à petit-four pour présenter du cumin avec du munster; coquetiers pour épices, sel de Guérande, herbes ; verres à liqueur anciens pour des sauces fraîches au yaourt ou au fromage blanc.
- Posez, comme un bijou, fruit ou fleur : une grappe de groseilles sur des œufs à la neige ; une capucine au bord d'un plat de poisson au beurre blanc.

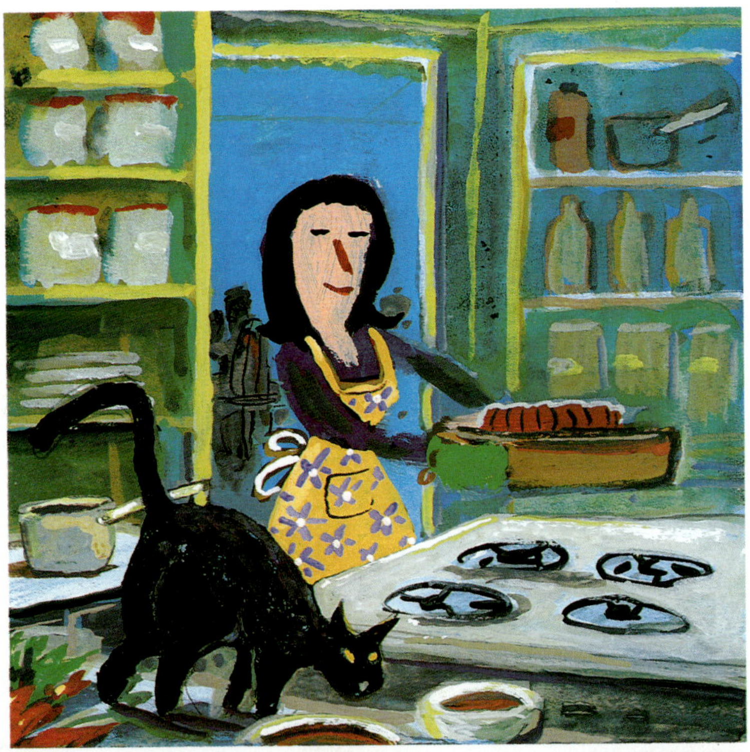

Les préparatifs : une fête !

Recevoir les enfants, des amis chers... à l'avance, on s'en fait une fête. Même pour un goûter, un pique-nique, un barbecue au jardin, on compose le menu avec soin. Priorité : les régaler, leur faire ce qu'ils aiment. Mais il faut aussi que ce soit une surprise, que cela change de l'ordinaire, que ce soit beau.

On fait feu de toutes les cultures disponibles : on a pioché des idées au restau, à la télé, dans les magazines ; on pirate gaiement la cuisine exotique, les recettes régionales...

On traîne au marché pour faire un choix habile parmi les arrivages du jour. On choisit un thème (oriental ou campagnard, douceur romantique d'un camaïeu de blonds ou contrastes colorés et épicés). On bâtit autour le décor qui mettra ce thème en valeur.

Recevoir seul

La solitude n'est pas l'exclusivité des seniors mais elle pèse peut-être davantage à cet âge. Recevoir est une des meilleures façons de ne pas rester seul. Jouez la simplicité sympa, la complicité décontractée et n'hésitez pas à faire participer vos invités pour les mettre à l'aise.

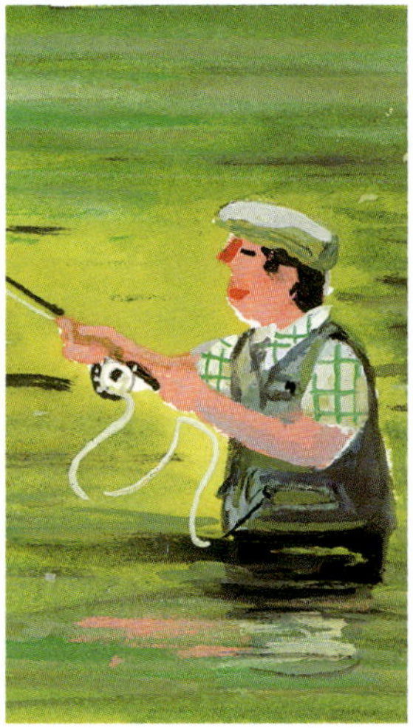

- *Plus facile à gérer qu'un dîner mais tout aussi convivial, lancez l'idée d'un brunch, prélude à une grande balade.*
- *Pour le goûter d'anniversaire du petit-fils unique, conspirez avec des amies nanties de petits-enfants du même âge pour organiser une fête mémorable.*
- *Quand vous passez un week-end ou des vacances dans votre province natale, faites moisson de produits régionaux et invitez vos relations à venir les déguster à la bonne franquette.*
- *Moins intimidants qu'une réception : la "dînette" après le théâtre ou le concert; une soirée-vidéo et son buffet ; un déjeuner de soleil sur votre balcon fleuri.*
- *Faites de votre logis le lieu d'un concours de recettes : une fois par mois, chacun de vos amis contribue au repas en apportant son plat. On déguste, on commente, on note, on échange des trucs et tours de main...*

La mer au menu

➡ Avant de cuisiner un poisson, faites-le mariner d'abord dans du lait. Sa chair sera plus tendre et il tiendra mieux à la cuisson.

➡ Avec des filets de poisson cuits à la vapeur, servez une sauce au yaourt aromatisée au basilic, fenouil, verveine ou estragon. Ou encore, un duo aussi frais qu'insolite : "beurre noir-beurre rouge" réalisé en mixant du beurre frais (25 g par personne) avec des œufs de lump (12 g par personne).

➡ Essayez cette sauce minute pour en napper un poisson cuit au court-bouillon : prélever un peu de court-bouillon filtré, ajouter un filet de citron, un trait de pastis. Faire bouillir. Incorporer du beurre très frais et fouetter pour émulsionner.

"Je leur fais ce qu'ils aiment, jamais deux fois la même chose."

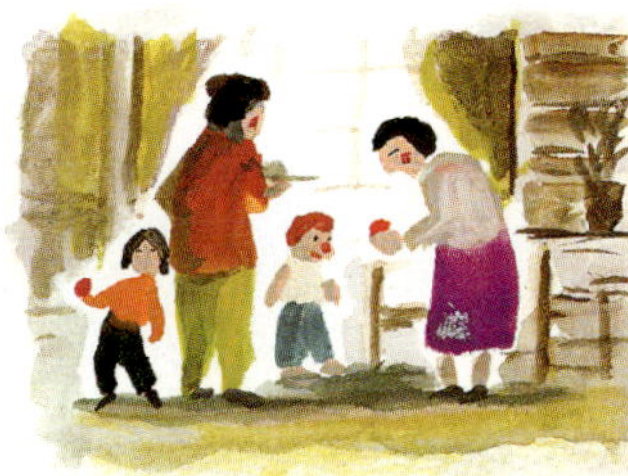

Etonner la viande

➡ Avec une viande grillée au barbecue, proposez un beurre manié avec de la menthe fraîche hachée menu, un filet de citron, de l'ail écrasé et un soupçon de piment.

➡ Pour renouveler les escalopes panées, tartinez une face avec un fromage persillé avant de les passer dans l'œuf et la chapelure.

➡ Autour d'un rôti de porc, servez des abricots compotés au beurre avec des oignons doux.

➡ Accompagnez un filet mignon de bouquets de brocoli cuits à la vapeur, présentés avec des tranches de poires et parsemés de dés de roquefort. Servez avec une sauce fromage blanc et noix pilées.

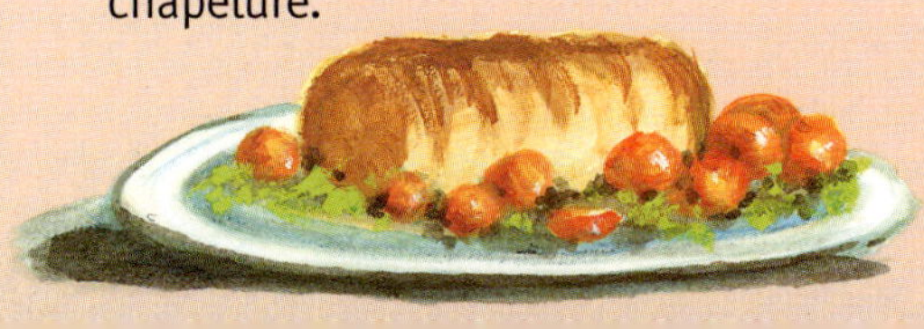

"Nous, on s'adapte"

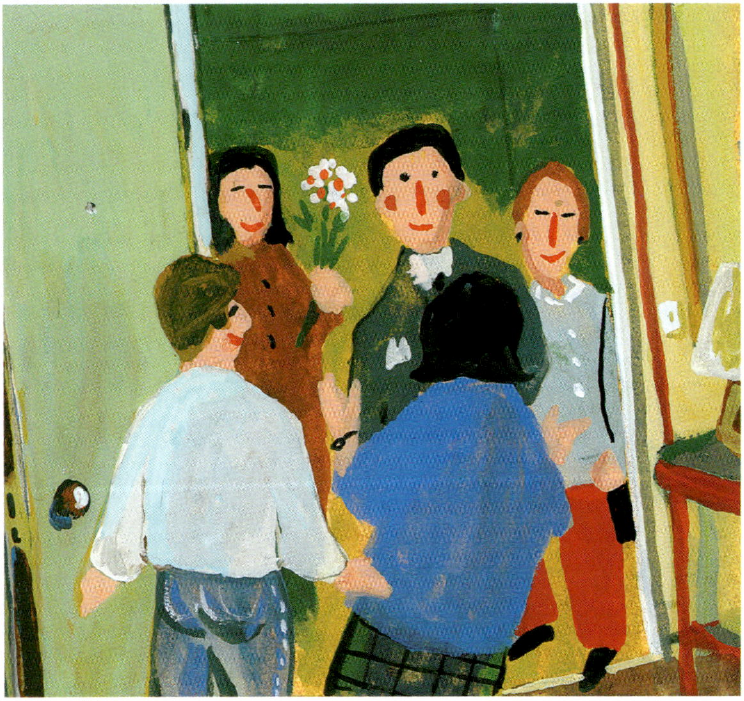

Les enfants vont et viennent... Les tablées se font élastiques... On apprend à gérer ses stocks pour faire face aux repas à géométrie variable.

Vive le duo congélo/micro-ondes !

Avec les enfants étudiants ou mariés, les petits-enfants qui déboulent à l'improviste, le rituel des repas sort de la routine. Un jour, on est douze; le lendemain, on se retrouve en tête-à-tête ou face à face avec soi-même. Heureusement, le progrès nous a donné de précieux outils. Avec le micro-ondes, l'aîné qui rentre à des heures impossibles réchauffera lui-même le plat du soir. Quand on est d'humeur à cuisiner, on confectionne un bon gros plat des familles (blanquette, gratin de lasagnes, quiche). On fractionne. On "enfourne" au congélateur. Ainsi, on est paré à affronter tous les imprévus.

"J'en fais toujours trop, j'ai gardé les proportions de quand on était cinq à la maison !"

Le saviez-vous ?

➨ Le beurre se garde bien au congélateur. C'est pratique d'en avoir une plaquette en réserve. On peut aussi y entreposer divers beurres aromatisés et (détail raffiné) les mouler dans un bac à glaçons.

➨ S'il reste beaucoup de fromages, certains se congèlent très bien. En tête viennent ceux qui ont le moins d'humidité : comté, beaufort, tome, saint-nectaire. Emballés individuellement de papier alu, conservez aussi : munster, reblochon, chèvre, camembert, etc. Sortez du congélateur la veille au soir ceux dont vous aurez besoin pour le lendemain midi, et laissez-les à température ambiante, sans emballage.

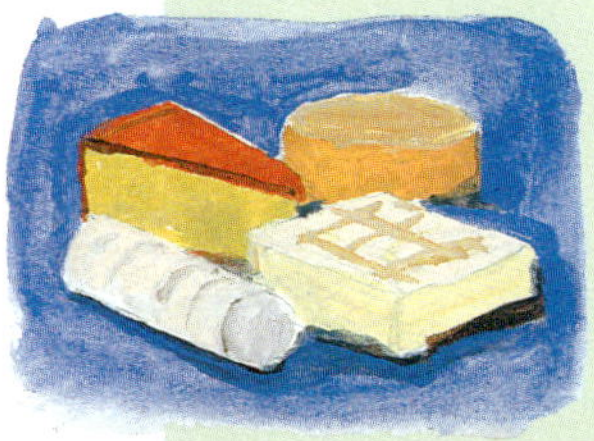

➨ Pour décongeler un filet de bœuf d'un kilo, comptez une nuit au réfrigérateur ou 13 mn au micro-ondes suivies de 30 mn de repos.

Sans souci, le repas fromage

Un éventail de pains, une palette de crudités, un assortiment de fromages, et le repas est joué. Prenez un grand plateau pour bien espacer les fromages. Disposez au centre, sur une feuille de salade, ceux qui s'émiettent. Prévoyez deux couteaux : un pour les fromages doux, l'autre pour les saveurs fortes. Pour une palette complète de goûts et de textures, jouez le jeu des 7 familles :

- **pâtes molles à croûte lavée :** maroilles, livarot, pont-l'évêque
- **pâtes molles à croûte fleurie :** brie, camembert, coulommiers
- **chèvres :** chabichou, rocamadour, pouligny-saint-pierre
- **pâtes persillées :** roquefort, bleu d'auvergne, fourme d'ambert
- **pâtes pressées cuites :** beaufort, comté, emmental
- **pâtes pressées non cuites :** saint-nectaire, reblochon, cantal
- **fromages fondus :** aux noix, au jambon, ail et fines herbes

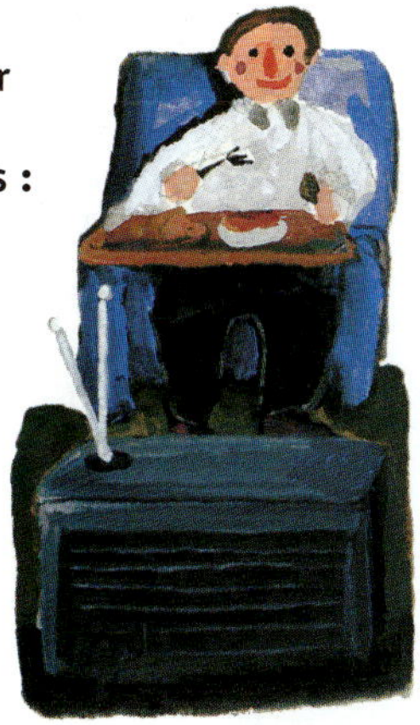

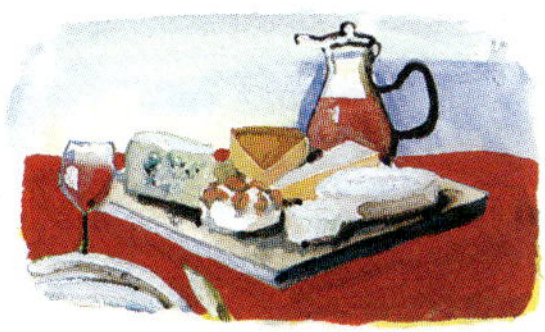

Doser sans peser

➡ 1 cuillère à soupe pleine de :

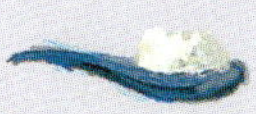

sucre en poudre = 18 g

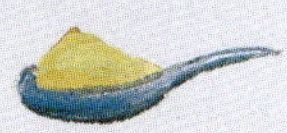

beurre = 10 g

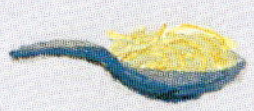

emmental râpé = 10 g

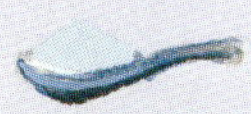

crème fraîche liquide : 10 g

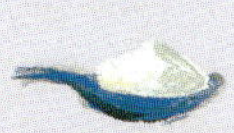

farine = 10 g

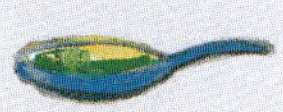

huile : 15 g

➡ Un pot à yaourt mesure 1 dl

Plaisirs en solo

Après les joyeuses tablées du dimanche, ce n'est pas drôle de se retrouver seul devant son assiette. Calquez vos repas sur l'heure des journaux télévisés : ça tient compagnie, ça rythme la journée, ça évite de grignoter n'importe quoi, n'importe quand, debout dans la cuisine. Chouchoutez-vous en préparant un joli plateau. Pensez aux "petites choses" dont vous raffolez, faciles à préparer et bien plus abordables à l'unité : ravioles, saumon mariné avec du pain de seigle beurré, carpaccio avec des copeaux de chèvre sec, asperges vertes avec une sauce crème-citron, quelques morilles dans la sauce d'une escalope normande, une truite aux amandes.

➡ *Pratique, pour tous les jours, l'œuf cocotte se décline avec : dés de jambon et de comté ; crème et pointes d'asperges ; coulis de tomate ; fondue d'oseille; champignons étuvés au beurre ; etc.*

Beaux restes

➡ Salade normande avec des restes de pot-au-feu.

- Couper la viande en cubes.
- Ajouter 2 oignons hachés + 2 pommes fruits en tranches et citronnées.
- Faire une sauce avec 3 c. à soupe de vinaigre de cidre, 6 c. à soupe de crème fraîche épaisse, sel poivre, quelques gouttes de tabasco.
- Bien mélanger.
- Mettre au frais 2 h.
- Saupoudrer de cerfeuil.

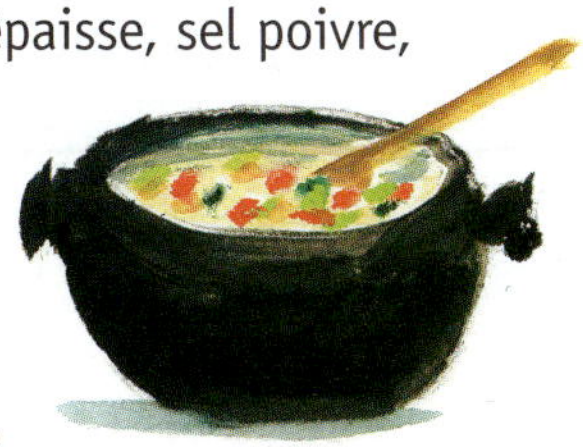

➡ Amuse-gueule au chèvre.

- Ecraser les restes de fromages de chèvre à la fourchette ; lier avec de la crème fraîche ; aromatiser avec du thym, poivre et zestes de citron.
- Mettre au frais.
- Au dernier moment, ajouter un filet de jus de citron et du basilic ciselé.
- Servir à l'apéritif ou en entrée avec des crackers ou des crudités.

“Nous, on bouge”

C’est le bel âge, on s’épanouit, on découvre, on explore. Curieux de tout, les seniors alimentent en experts leur belle énergie.

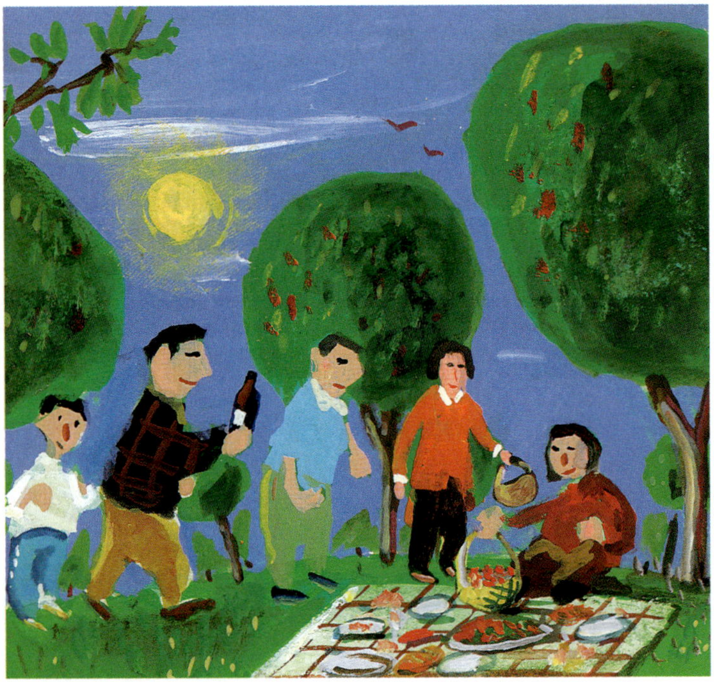

Un sandwich = un repas : vrai ou faux ?

En toute opportunité, mieux vaut manger un sandwich que sauter un repas. Tant que l’organisme reçoit régulièrement ce dont il a besoin en quantité et en qualité, il n’a pas peur de manquer, donc il stocke peu. En revanche, si on saute le déjeuner, l’organisme se venge : il a tendance à se rattraper avec le repas du soir (et autres grignotages !). D’ailleurs, un sandwich bien compris peut composer un plat équilibré.

Des fourmis dans les jambes

Pleins d’allant, les seniors ne perdent pas une miette de leur temps libre.
Randonnée, expos, voyages... ils sont toujours partants. Malins, ils connaissent les trucs qui permettent de concilier mobilité et alimentation équilibrée. Petit-déjeuner copieux ou brunch pour éviter le coup de pompe de 11 h ; en-cas à croquer sur le pouce pour avoir la pêche jusqu’au soir .

Ingénieux en-cas

Le pain se décline à l’infini. On le tartine de beurre aromatisé. Salade et crudités s’y nichent. L’imagination gourmande fait le reste pour composer des en-cas goûteux, équilibrés et variés :

- beurre de roquefort, olives noires et noix hachées, roquette, avec de la baguette,
- beurre à la moutarde et aux cornichons sur du pain de campagne avec de fines lamelles de jambon cru et de champignons citronnés,
- demi-sel, ciboulette et concombre avec du pain de mie,
- chèvre frais, tomate, basilic, dans un pain pita,

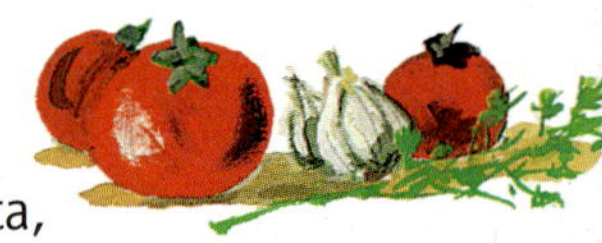

- beurre manié avec du cerfeuil, du persil plat, un filet de citron, sur du pain Poilâne, avec une tranche de comté,
- beurre malaxé avec du munster dans un pain au cumin,
- ou le “canut” lyonnais: du fromage blanc battu avec une pointe d’ail, des échalotes hachées et un filet de vinaigre, sur du pain aux céréales.

Trucs et astuces

➡ **Pour tartiner aisément du pain de mie en tranches, faites-lui passer la nuit au congélateur. Sortez-le au moment de réaliser vos sandwiches, peu avant votre départ en randonnée. Emballés de papier alu, ils seront frais et moelleux à l'heure du pique-nique.**

➡ **Vous faites des pommes de terre sous la cendre dans la cheminée de votre maison de campagne ? Piquez-les sur une brochette ! Le fer étant un bon conducteur de chaleur, elles seront cuites à cœur plus vite.**

➡ **Si vous n'avez pas de bouteille isotherme, placez au congélateur une grande bouteille d'eau minérale remplie au tiers. Ajoutez de l'eau ou du thé fort au moment de partir : vous aurez une boisson fraîche pour vous désaltérer.**

"La maturité, c'est la liberté de faire des choses plus gratifiantes"

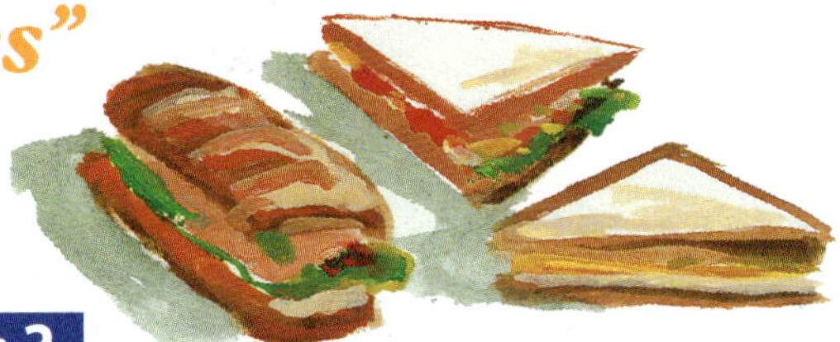

Boire en quantité suffisante

Avec l'avancée en âge, la sensation de soif s'atténue. En outre, l'organisme a une plus grande tendance à se déshydrater : la quantité d'eau qu'il contient diminue à mesure que l'on vieillit. Il est donc essentiel de boire 1,5 litre de liquide tout au long de la journée ; davantage encore lorsqu'on pratique une activité physique et en cas de forte chaleur (ou de fièvre). Aussi indispensable que les lunettes de soleil pour la visite des temples grecs ou des ruines de Carthage !

Que boire ?

- De l'eau, bien sûr, et sans restriction.
  L'eau minérale apporte en plus des sels minéraux. Lisez les étiquettes : chaque eau a des propriétés différentes.
- du lait ou des yaourts à boire,
- des tisanes,
- des jus de fruits,
- des potages ou bouillons,
- du thé (en été, préparez du thé glacé en l'aromatisant avec un jus de citron ou de pamplemousse).

Le saviez-vous ?

À noter à propos des champignons collectés lors des balades d'automne

➡ Connaissez-vous le syndrome du sac plastique ? Les champignons étouffent à l'intérieur et deviennent toxiques en quelques heures. Ils restent comestibles mais peuvent déclencher des malaises abdominaux qui gâchent le plaisir.

➡ Une casquette ou un torchon noué en baluchon leur conviennent mieux.

➡ Le récipient idéal est un panier à fond plat. En y déposant les champignons tête en bas, les vers parfois situés dans le pied sont obligés de remonter. Il est alors facile de chasser ces hôtes indésirables.

➡ Avant de les cuisiner, coupez le bout terreux, brossez les lamelles avec un pinceau, puis essuyez-les simplement avec du papier absorbant humide.

➡ Si un grand nettoyage s'impose, lavez-les un à un à l'eau courante et séchez-les aussitôt pour éviter qu'ils se transforment en éponges.

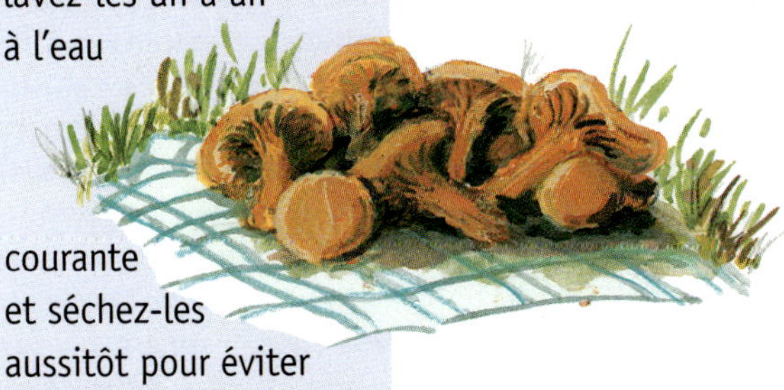

“C’est décidé, on fera de vieux os !”

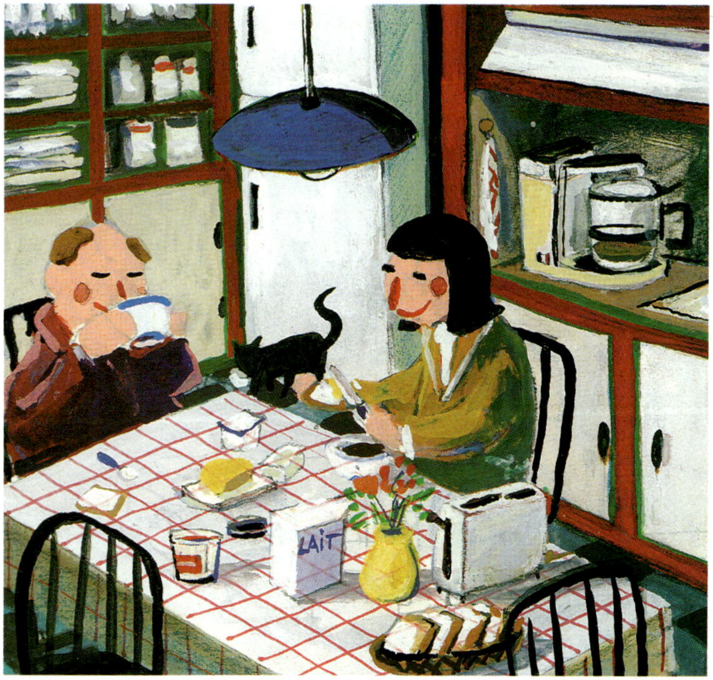

Pour rester solides, les os ont besoin de mouvement, de lumière et de leur ration quotidienne de calcium. Les produits laitiers en sont riches : il suffit de puiser à la source !

“À notre âge, on n’a plus le droit à l’erreur !”

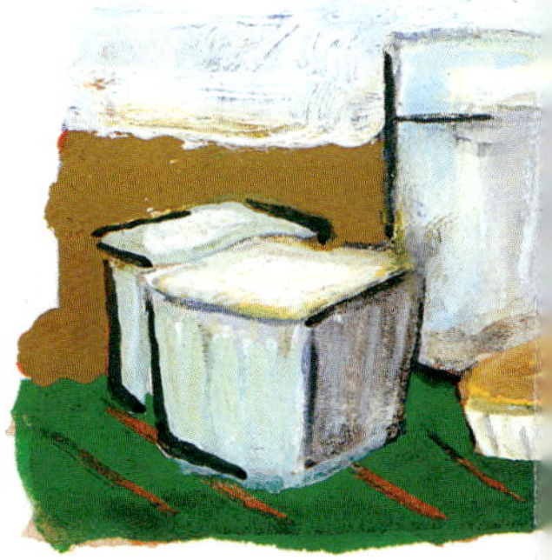

Chouchouter son squelette

La charpente du corps humain est constituée de 208 os : une mécanique complexe à entretenir pour que la machine marche bien. L’os est vivant, il se renouvelle sans cesse. Pendant la croissance, la masse osseuse augmente pour se stabiliser à l’âge adulte. À partir de 30-40 ans, la quantité de calcium contenue dans les os commence à diminuer. Au moment de la ménopause, la chute hormonale accélère la perte osseuse.

Dès 50 ans, une alimentation riche en calcium est indispensable pour les femmes comme pour les hommes. La lumière du jour joue aussi son rôle : elle aide à fixer la vitamine D qui capte le calcium des aliments pour l’acheminer vers les cellules qui construisent l’os.

Vrai ou faux?

1. Le lait écrémé est moins riche en calcium que le lait entier.
Faux.
L’écrémage ne modifie que très peu la teneur en calcium du lait.

2. On peut remplacer le lait par du jus de soja.
Faux.
Improprement dénommé “lait” de soja, le jus de soja ne renferme que peu de calcium (de 2 à 6 fois moins que le lait).

3. Un verre d’eau minérale fournit autant de calcium qu’un verre de lait.
Faux.
Certaines eaux minérales peuvent être un complément. Vérifier attentivement leur composition : leur teneur en calcium est très variable.

Et une lichette de calcium !

Tous les fromages sont riches en calcium. Certains, plus que d'autres : la différence dépend de la concentration en matière sèche et du procédé de fabrication qui retient plus ou moins le calcium. Championnes en ce domaine, les pâtes pressées cuites fournissent un apport calcique de 900 à 1 200 mg/100g. Leur pâte dure les prédispose aux en-cas, on peut en consommer une lichette à tout moment.

Les pâtes pressées non cuites et les bleus fournissent jusqu'à 800 mg aux 100 g ; les pâtes molles, jusqu'à 300 mg.

Tous les produits laitiers se prêtent à de multiples préparations riches en calcium : gratins, tartes, soufflés, salades composées, entremets au lait.

L'ostéoporose n'est pas une fatalité

Responsable des fractures du col du fémur et du tassement vertébral, cette maladie du squelette se caractérise par une diminution de la masse osseuse associée à une détérioration de la qualité architecturale du tissu osseux. L'os fragilisé risque de se fracturer lors d'un traumatisme minime, ou spontanément.

La perte osseuse est inéluctable à partir d'un certain âge mais l'ostéoporose n'est pas une fatalité. Pour réduire les risques, il faut forcer sur le calcium et la vitamine D et pratiquer un exercice physique régulier. À partir de la ménopause, un traitement hormonal de substitution limite la perte osseuse.

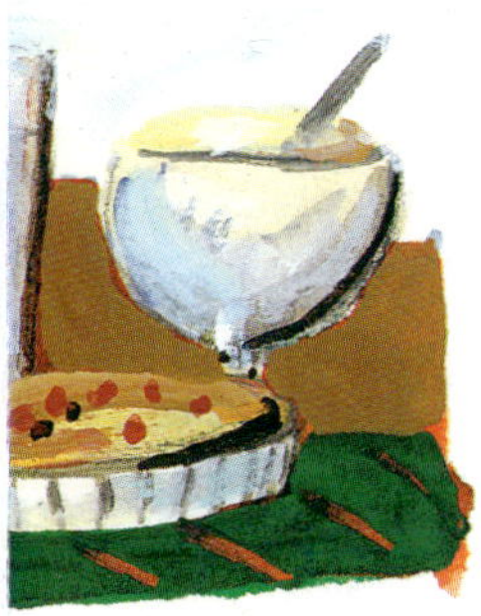

Penser au calcium

1 femme sur 2 *et*
3 hommes sur 4 ne pensent pas
spontanément ***au calcium*** *quand on leur demande quels sont les besoins nutritionnels qui changent à partir de 50 ans. Pourtant les personnes interrogées avaient entre 50 et 60 ans.*
Attention à l'ostéoporose !

4. Les yaourts sont de bons fournisseurs de calcium.
Vrai.
Un yaourt fournit 150 mg de calcium.

Aide-mémoire

Certains nutritionnistes proposent un moyen mnémotechnique pour penser à absorber assez de calcium : ils suggèrent de consommer 5 produits laitiers par jour, comme les 5 doigts de la main. Quand on pense aux services quotidiens que nous rendent ces merveilleux petits éléments osseux articulés entre eux, la leçon est facile à retenir !

Outre les produits laitiers, certains aliments offrent une teneur en calcium intéressante.

Pour 100 g : épinards (110 mg) ; brocoli (90 mg) ; figues sèches (160 mg).

Juniors, seniors et chasse au trésor

Les seniors doivent augmenter leur ration de calcium. Les juniors en ont besoin pour se constituer un squelette costaud. Dans les deux cas, la dose recommandée est de 1 200 mg par jour. Voici donc une complicité inter-générations toute trouvée : on peut jouer avec ses petits-enfants une inlassable partie de chasse au trésor. Où trouver ces trésors quotidiens, tout en variant les plaisirs ? Les cachettes sont nombreuses.

Pour dénicher 300 mg de calcium, chercher dans :

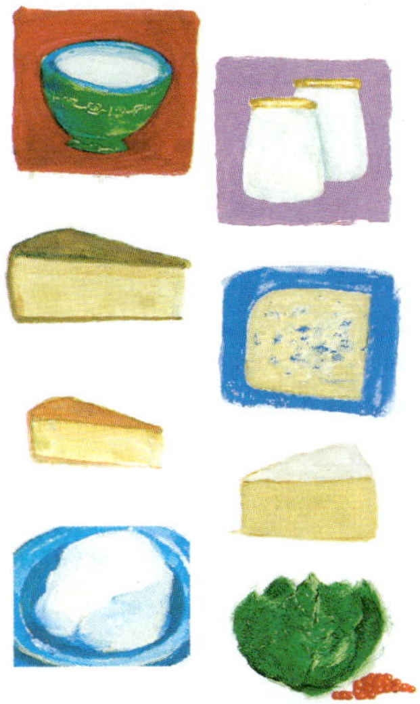

- un bol de lait (1/4 de l),
- 2 yaourts,
- 30 g de comté,
- 45 g de roquefort,
- 50 g de saint-paulin,
- 80 g de camembert,
- 300 g de fromage blanc,
- 850 g de chou vert ou de groseilles.

Sachant cela, il suffit de faire des additions : un bol de fromage blanc aux groseilles, pris au soleil, c'est tout bon pour les os !

"Nous, on a la santé !"

On marche, on monte les escaliers, on fait de la gym... Cuisine vapeur, assiette joliment composée, un peu de vin - du bon - dans un joli verre. On prend son temps pour manger, varié, équilibré, sans trop d'obsession des kilos.

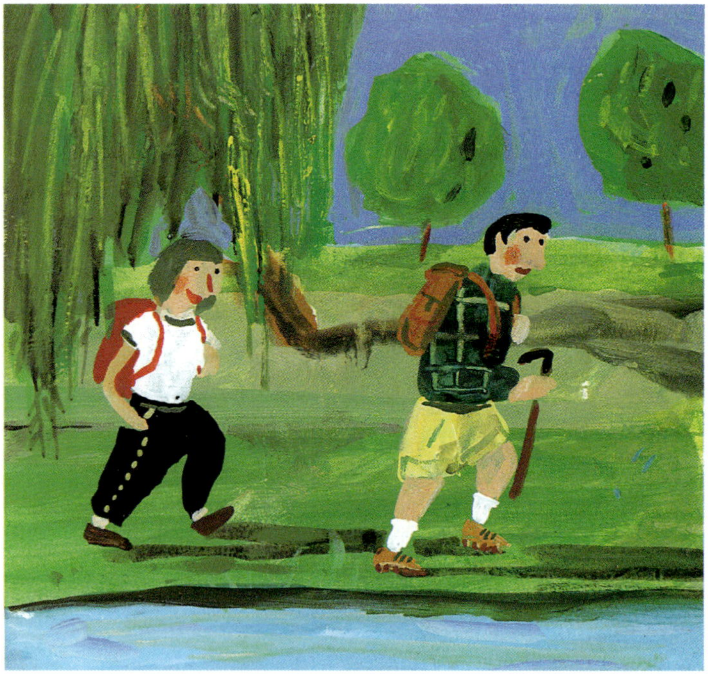

Aliments, nutriments

Les nutriments sont les différents éléments de base contenus en proportions variables dans les aliments. Protéines, glucides, lipides, vitamines, minéraux, fibres sont nécessaires à l'entretien de l'organisme. À chaque repas, on pioche les nutriments indispensables en puisant dans tous les groupes d'aliments.

➡ Lait et produits laitiers sont sources de protéines qui servent à entretenir les tissus du corps. Riches en calcium, ils favorisent le maintien du capital osseux tout au long de la vie. Ils apportent aussi des vitamines du groupe B, A.

➡ Viande, poisson, œufs apportent des protéines et du fer utile à la fabrication des globules rouges du sang.

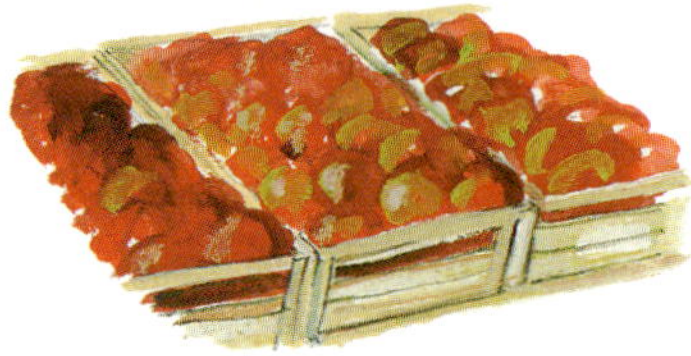

➡ Légumes et fruits sont riches en vitamines et en fibres.

➡ Pain, céréales, légumes secs apportent des glucides, protéines, vitamines du groupe B, minéraux et fibres.

➡ Les matières grasses sont riches en énergie fournie par les lipides. Elles sont sources de vitamine A et D (beurre, crème), de vitamine E et d'acides gras essentiels (certaines huiles et margarines).

➡ Le sucre n'est pas indispensable à l'équilibre alimentaire : nombre d'aliments contiennent des glucides. Mais il fait partie du plaisir !

➡ L'eau, essentielle à la vie, est à consommer sans modération.

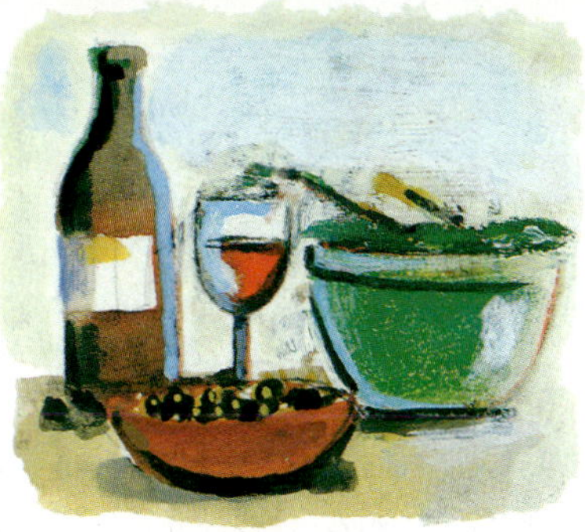

Modes nutritionnelles

Il existe des modes en nutrition comme en tout. On a longtemps crié haro sur le pain, les pâtes, les légumes secs. Aujourd'hui, les nutritionnistes recommandent au contraire d'en manger une fois par jour. Le vin, consommé avec modération, aurait la vertu de prévenir les maladies cardio-vasculaires. Le gras est réhabilité. On sait désormais que le cholestérol, substance normalement contenue dans notre corps, est indispensable à la vie. Les modes passent, la sagesse reste : pour bien se porter, il faut manger de tout, un peu.

La ligne, oui ; les régimes excessifs, non !

Les régimes excessifs sont des histoires tristes qui finissent mal. Fatigants pour l'organisme, ils entament le moral et les kilos reviennent vite à la charge. Organisé, l'organisme constitue des stocks pour pallier l'état de famine.
Avant de démarrer un régime, c'est malin de se faire aider par un médecin pour faire le tri entre envies et besoins. La ligne haricot vert ne sied pas à tout le monde : passé 50 ans, on s'épanouit dans tous les sens du terme et c'est très bien. Certes, il est sain de veiller à sa silhouette, mais sans obsession superflue ni privations cruelles ! C'est le moment où on a le temps de profiter des plaisirs de la vie. Bien dans leur peau, les seniors sont beaux. Comme tout le monde. Comme les ados à qui ils transmettent ce sage message.

"Je me connais, je sais ce qui me fait du bien."

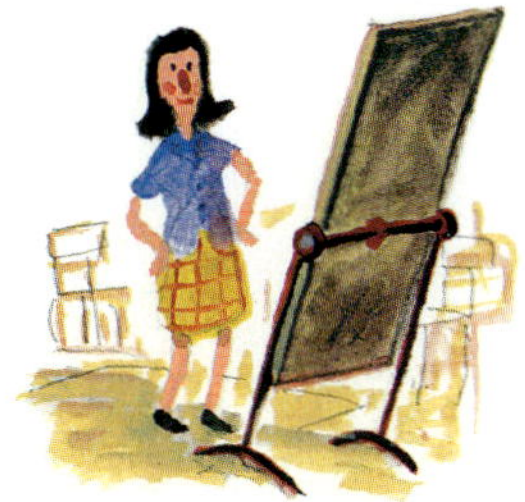

Vrai ou faux

1. La crème fraîche épaisse a une teneur en matière grasse plus élevée que la crème liquide.
Faux.
C'est la maturation par des ferments naturels qui entraîne un épaississement de la crème. Elle peut être épaisse ou liquide, avec au moins 30 % de matière grasse. Si elle en contient entre 12 et 30 %, c'est de la crème légère.

2. Les plats traditionnels font grossir.
Faux.
Ils sont actuellement réhabilités par les nutritionnistes : consommés en proportion raisonnable, ils ont une valeur énergétique modérée. Petit salé aux lentilles, pot-au-feu, etc. rassasient davantage qu'une salade composée qui vous laisse sur votre faim et pousse au grignotage ; elle contient souvent plus de calories qu'elle n'en a l'air.

3. Les pâtes sont un excellent carburant pour les muscles.
Vrai.
Elles fournissent des sucres lents, carburant privilégié de l'effort. Elles font d'ailleurs partie du régime des sportifs de haut niveau.

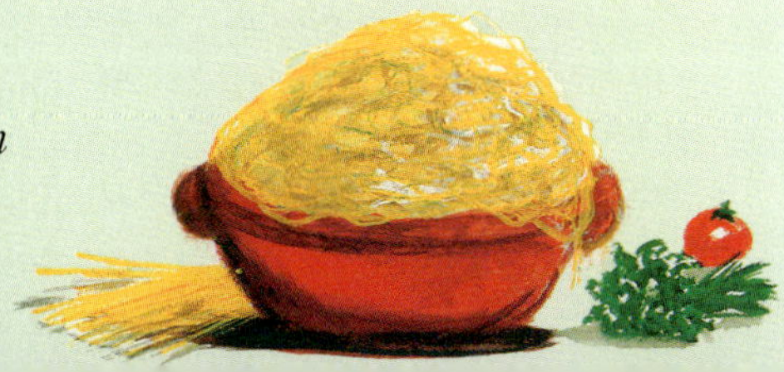

“Le rendez-vous du repas, on y tient !”

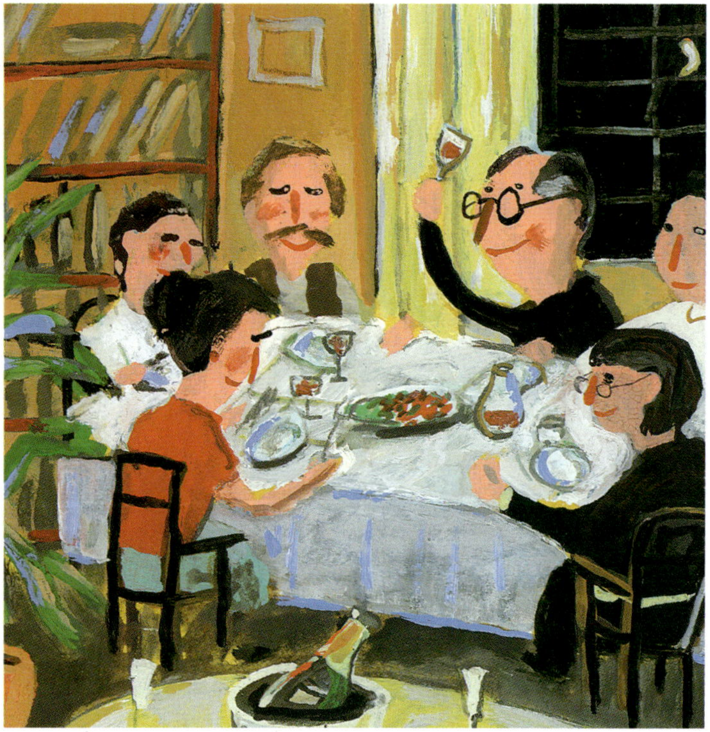

Petit déjeuner, déjeuner, goûter, dîner, autant d’instants de partage. Autour d’une table, on échange, on rit, le courant passe.

Trucs et astuces

Au menu du déjeuner : grillade-haricots verts. Pour que les légumes verts gardent leur belle couleur à la cuisson, l’astuce consiste à bien saler l’eau. La juste proportion : 12 g de sel (1 cuiller à café) par litre d’eau. Et on attend que l’eau arrive à ébullition pour la saler juste avant d’y plonger les légumes. Après cuisson, 8 à 10 mn, les passer rapidement sous l’eau bien froide. Réchauffer doucement avant de servir.

Vous avez prévu un gratin d’aubergines pour le dîner ? Pour éviter que ces grosses buveuses n’absorbent trop d’huile, faites-les d’abord précuire quelques minutes à la vapeur.

Les fées du petit déjeuner

Premier repas de la journée, le petit déjeuner est l’instant magique qui donne la couleur des heures à venir. On connaît le tiercé gagnant qui aide à se lever du bon pied pour démarrer au quart de tour après une nuit de jeûne: pain ou céréales, fruits, produits laitiers. Sur cette base, les bonnes fées jouent leur atout cœur.

➡ Un cappuccino odorant et crémeux stimulera la confiance du candidat à entretien professionnel décisif.

➡ Un gateau de riz fait maison aidera le sportif à tenir la distance tout au long d’une compétition.

➡ Chocolat chaud ou milk-shake à la banane réveillent en douceur le courage défaillant d’un jeune écolier.

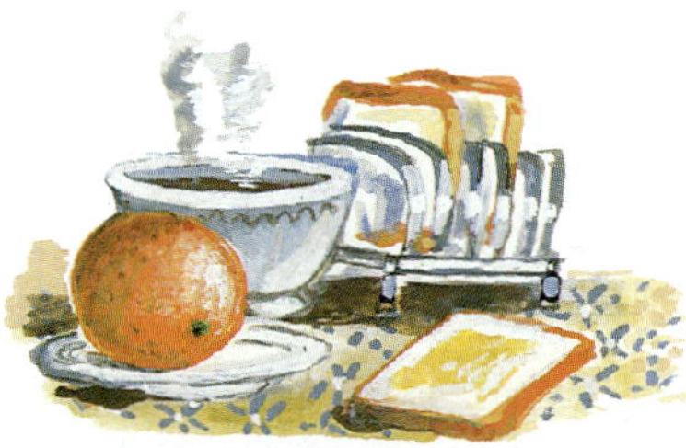

➡ Les plus noués par le stress ne résisteront pas au jus d’agrumes pressé main. Glissez dans leur poche quelques fruits secs, une barre de céréales lactée, des portions de fromage fondu.

Question d'équilibre

Mettez-vous à table trois ou quatre fois par jour : il est important d'apporter de l'énergie à l'organisme en répartissant les prises alimentaires en plusieurs fois. Sauter un repas crée un déséquilibre et pousse au grignotage, mauvais pour la ligne. Si on a un petit creux en milieu d'après-midi, mieux vaut un en-cas léger que rester sur sa faim et dévorer au dîner.

L'équilibre alimentaire se construit sur la semaine. On adapte en fonction des circonstances. Par exemple, un repas de fête sera compensé le lendemain par un menu léger. C'est une affaire de dosage et de rythme des repas. Quand vos enfants viennent le week-end, interrogez-les sur leurs menus de la semaine et composez ensemble le repas. Vous pourrez ainsi combler les manques les plus flagrants.

Le "bien-manger" à la française

Quand on les interroge sur les plats ou aliments qui représentent le mieux, pour eux, le "bien-manger" à la française, voici le hit-parade établi par **les seniors :**

Cassoulet (22 %)
Choucroute (19 %)
Fromages (17 %)
Steak/frites (16 %)
Bœuf bourguignon (14 %)
Blanquette de veau (12 %)
Gigot (9 %)

Le repas, rituel affectif

Le rituel du repas va bien au-delà du nutritif. En se réunissant autour d'une table, on marque une pause, on recharge ses batteries. Du petit déjeuner au dîner, une journée bien vécue est rythmée par ces parenthèses réconfortantes. Avec l'avantage d'une disponibilité plus grande, les seniors savent privilégier ces moments-là et jouer sur un mode chaleureux leur rôle de mentors. Ils ont l'art de créer un climat rassurant, à la fois savoureux et complice, où les plus jeunes s'épanouissent. Clin d'œil, moue, fou-rire entre les plats, mine de rien, des messages passent.

"On ne vit plus pour manger, on mange pour bien vivre."

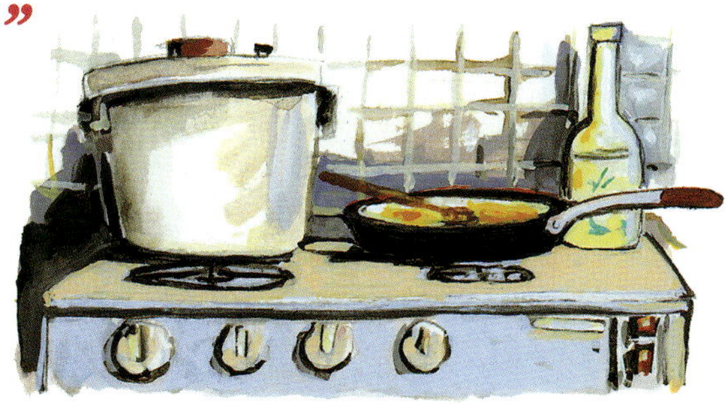

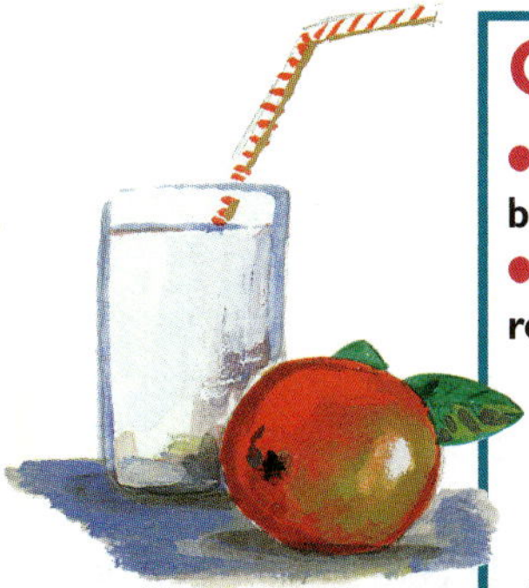

Goûter réparateur

- **Pour les petits, c'est l'heure des tartines beurrées inventives, sucrées ou salées.**
- **Avec un grand verre de lait aux fruits pour reprendre des forces.**
- **Les plus grands se font un bol de fromage blanc avec des abricots secs, des céréales, une banane ou une orange sanguine.**
- **Sur le pouce, on croque une pomme avec du beaufort ou du comté.**

Retour à la simplicité

Aujourd'hui, les femmes de 50-60 ans se simplifient la vie. Elles aiment toujours mijoter leurs recettes-maison et cuisiner les plats traditionnels du terroir quand elles reçoivent amis ou enfants. Mais elles plébiscitent aussi le bon côté de la modernité. Exemple-type : les légumes surgelés (simples, pratiques, variés) emportent leur adhésion. Dans un esprit de légèreté, elles privilégient aussi l'usage de la poêle anti-adhésive et utilisent massivement le panier de la cocotte-minute pour des cuissons-vapeur.

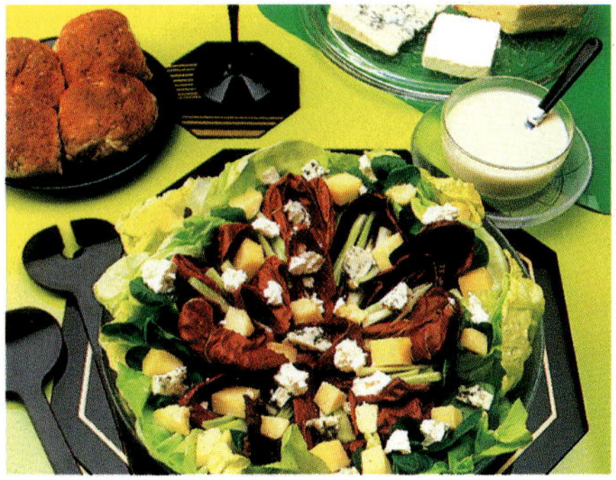

Chiffonnade aux quatre fromages

1 cœur de laitue • 150 g de trévise • 150 g de mâche • 1 branche de céleri • 50 g de bleu • 50 g de beaufort • 50 g de livarot • 1 carré de fromage frais • 1 verre de yaourt à boire • jus de citron, moutarde, sel, poivre.

Préparation : 15 mn.

Faire une sauce légère en mélangeant yaourt, jus de citron, moutarde, sel et poivre. Disposer dans un saladier peu profond les salades, le céleri coupé en bâtonnets, les quatre fromages coupés en cubes. Arroser le tout avec la sauce au yaourt.

➡ *On peut varier à l'infini le choix des fromages et son lit de salade, en ajoutant des herbes aromatiques, selon la saison.*

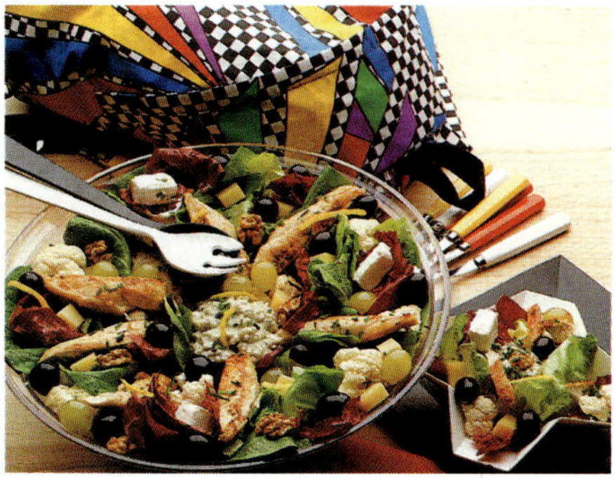

Salade du vignoble

1 batavia • 1 cœur de trévise • 1/2 chou-fleur • 2 grappes de raisin blanc et noir • 300 g de blanc de poulet cuit • 150 g de fromage demi-sel • 150 g de comté • 2 cuillers à soupe d'herbes ciselées • 8 cerneaux de noix • zeste de citron.

Sauce : 4 cuillers à soupe d'huile de noix • 2 cuillers à soupe de vinaigre de cidre • 150 g de fromage persillé • sel, poivre.

Préparation : 20 mn.

Eplucher la salade. Laver les bouquets de chou-fleur à l'eau vinaigrée.
Disposer les légumes égouttés dans un saladier. Ajouter le blanc de poulet en lamelles, les fromages en cubes, les zestes de citron, les grains de raisin, les cerneaux de noix.
Préparer la sauce au bleu en écrasant le fromage persillé à la fourchette. Délayer avec l'huile et le vinaigre jusqu'à obtention d'une crème. Saler légèrement et poivrer.
Verser la sauce sur la salade et saupoudrer d'herbes ciselées.

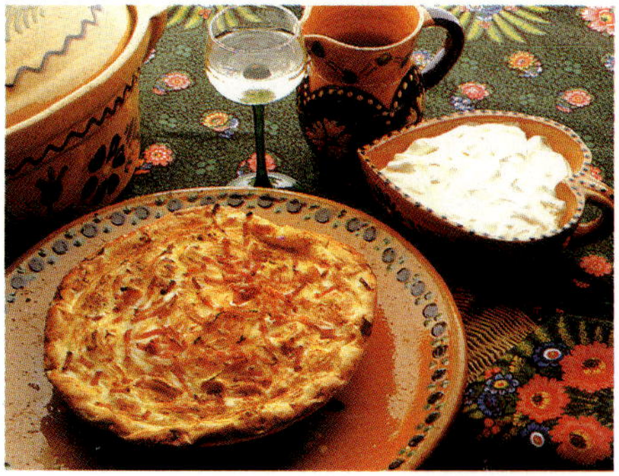

Flammenküche

500 g de pâte à pizza • 50 g de farine • 1 kg d'oignons • 200 g de lardons fumés • 200 g de fromage blanc en faisselle • 200 g de crème fraîche épaisse • 2 cuillers à soupe d'huile, sel et poivre.

Préparation : 20 mn. Cuisson : 30 mn.

Egoutter le fromage blanc. Chauffer l'huile dans une cocotte, verser les oignons émincés, laisser fondre 15 mn à feu moyen en remuant souvent. Faire dorer les lardons à sec dans une poêle et jeter le gras.
Préchauffer le four th 8 (240°). Etaler la pâte en couche fine. Former un bourrelet au bord.
Fouetter le fromage blanc avec la crème. Saler (peu à cause du lard) et poivrer généreusement. Disposer oignons et lardons sur la pâte, puis le mélange crème-fromage. Enfourner 10 à 15 mn.

➡ *On peut parsemer le flammenküche de fromage râpé.*

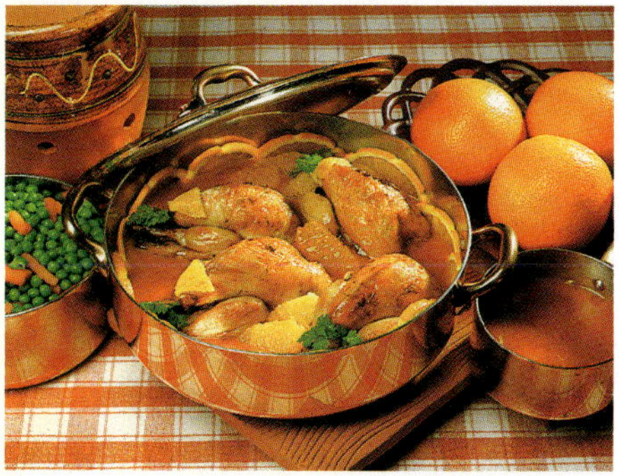

Cailles à l'orange

4 cailles • 60 g de carottes • 60 g de gros oignons • 1/2 botte de ciboulette • 4 oranges sanguines • 100 g de fromage blanc à 40% de MG • 100 g de crème épaisse • 30 g de beurre • 1/2 litre de bouillon de volaille • 1 cuiller à café rase de fécule de pomme de terre • 30 g de sucre • 1 cuiller à soupe de vinaigre de framboise • sel fin, poivre.

Préparation : 15 mn. Cuisson : 25 mn.

Mettre dans une cocotte allant au four les carottes et les oignons lavés, épluchés et coupés en petits morceaux. Mélanger la ciboulette hachée avec le fromage blanc, saler et poivrer. Assaisonner les cailles de sel et de poivre. Les farcir avec la préparation au fromage blanc et les poser sur les légumes. Ajouter le beurre et faire rôtir à four chaud 180° (th. 6) pendant 10 minutes. Arroser avec le bouillon de volaille et poursuivre la cuisson pendant 10 mn. Dans une petite casserole, faire un caramel sur feu doux avec le sucre et le vinaigre. Presser deux oranges et verser le jus sur le caramel. Laisser réduire. Sortir les cailles du four et transvaser le bouillon de cuisson filtré sur la sauce base caramel dans une casserole. Laisser réduire de moitié. Remettre la cocotte au four 210° (th. 7) jusqu'à ce que les cailles soient dorées (ne pas couvrir). Ajouter 2 autres jus d'orange à la sauce réduite. Incorporer la fécule de pomme de terre mélangée à la crème en fouettant la sauce ainsi obtenue.

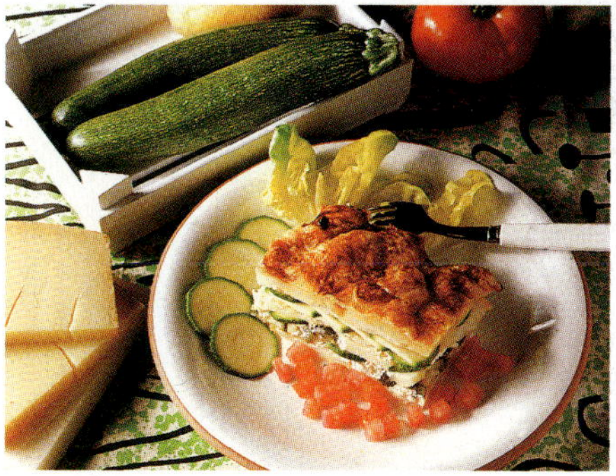

Gratin de courgettes au comté

400 g de pommes de terre • 600 g de petites courgettes • 40 cl de crème épaisse • 15 cl de lait • 200 g de comté râpé • 10 g de beurre • noix de muscade, sel, poivre.

Préparation : 20 mn. Cuisson : 1 heure.

Préchauffer le four th 6 (180°) et beurrer le plat à gratin. Découper en fines rondelles les courgettes (simplement lavées) et les pommes de terre épluchées. Disposer la moitié des pommes de terre au fond du plat, saler, poivrer. Recouvrir de courgettes, saler, poivrer. Terminer par une couche de pommes de terre.
Dans un bol, battre la crème avec le lait, sel, poivre, noix de muscade râpée. Verser sur les légumes. Incliner le plat dans tous les sens pour répartir le liquide. Couvrir de fromage râpé. Cuire environ 1 h.

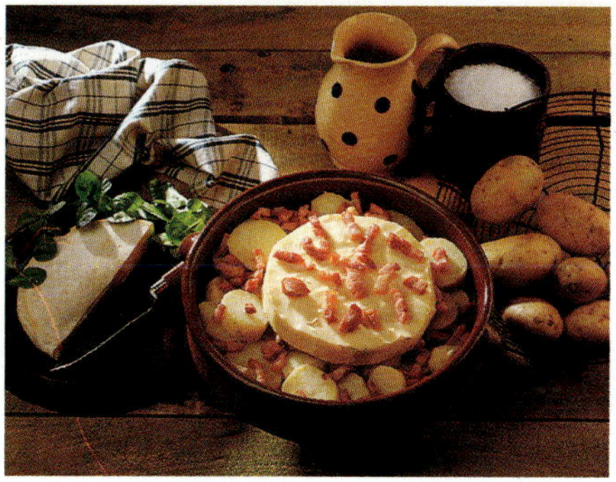

Tartiflette

1 kg de pommes de terre à chair ferme • 200 g de lardons fumés • 1 reblochon • 30 g de beurre • sel, poivre.

Préparation : 20 mn. Cuisson : 40 mn.

Cuire les pommes de terre 15 mn à l'eau bouillante salée. Laisser tiédir avant de les peler et couper en tranches pas trop fines.
Préchauffer le four th 6 (180°). Beurrer un plat rond en terre. Faire revenir les lardons au beurre dans une poêle, 5 mn à feu vif.
Disposer les pommes de terre dans le plat. Répartir les lardons. Saler (léger) et poivrer généreusement.
Ecroûter le reblochon. Le poser sur le dessus du plat. Enfourner 25 mn environ.

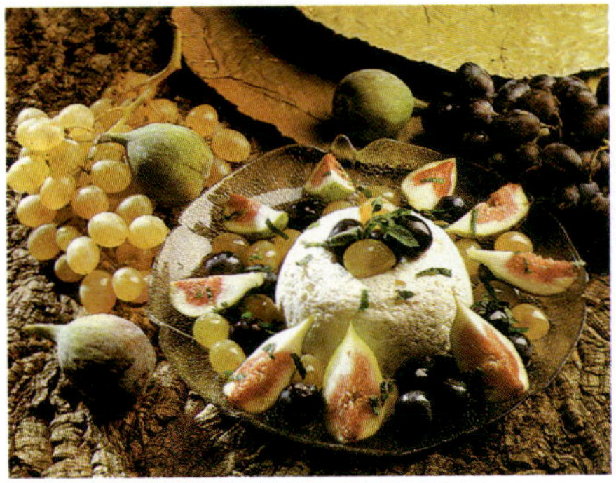

Couronne d'automne

500 g de fromage blanc de campagne • 500 g de raisin blanc et noir • 4 figues fraîches • 4 brins de menthe • 8 cl de muscat Baumes de Venise • 150 g de sucre vanillé.

Préparation: 30 mn

Egoutter puis mélanger le fromage blanc avec le sucre vanillé. Le disposer dans un moule à baba. Placer au congélateur quelques heures.
Egrener le raisin, ajouter les quartiers de figues épluchées.
Préparer un sirop avec le muscat, du sucre vanillé et 2 brins de menthe ciselée. Verser sur les fruits. Laisser macérer au frais au moins 1 h.
Une heure avant de servir, sortir le moule du congélateur et le placer au frais, à l'envers sur un plat, pour que la couronne de fromage blanc se démoule. Garnir avec la salade de fruits et des feuilles de menthe.

➡ *On peut utiliser des fruits rouges au kirsch, ou poires et alcool de poire.*

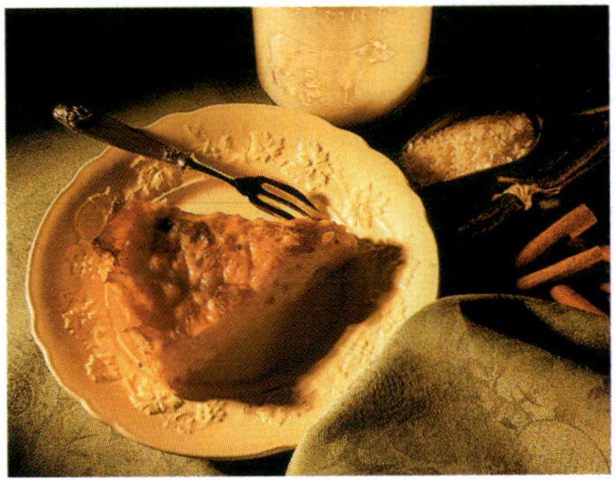

Riz au lait

100 g de riz rond • 150 g de sucre en poudre • 2 l de lait entier • 75 g de beurre • 1 bâton de cannelle, 1 gousse de vanille, sel.

Préparation : 5 mn. Cuisson : 2 heures.

Préchauffer le four th 5 (150°). Beurrer largement un moule à soufflé.
Verser le riz rond non lavé, le sucre, le lait et une pincée de sel.
Ajouter le bâton de cannelle et la gousse de vanille fendue en deux.
Répartir à la surface le reste du beurre en petits morceaux. Mettre au four pour 2 h. En cours de cuisson, briser la croûte dorée qui se forme et mélanger.

➡ *On peut ajouter des raisins secs et remplacer la cannelle par un zeste de citron.*

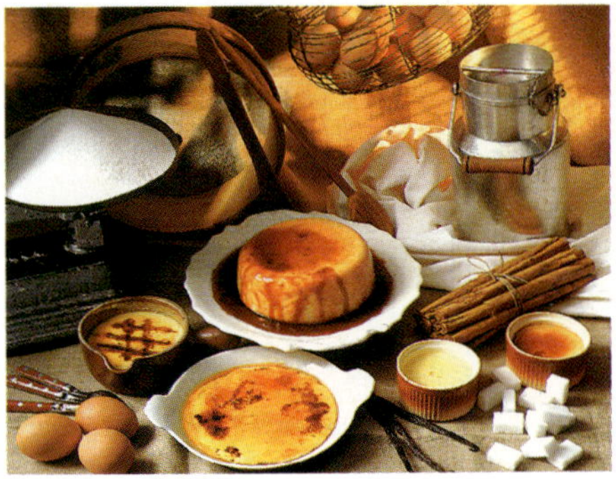

Crème catalane

1 l de lait • 100 g de sucre en poudre • 8 œufs • 2 cuillers à soupe rase de maïzena • 1 bâton de cannelle • 1 zeste de citron.

Préparation : 15 mn Cuisson : 30 mn

Verser le lait dans une casserole (en réserver un peu pour délayer la maïzena). Ajouter la cannelle et le zeste de citron. Porter à ébullition, couper le feu, couvrir et laisser infuser 10 mn.
Dans une jatte, battre 8 jaunes d'œufs avec le sucre jusqu'à ce que le mélange mousse. Oter le citron et la cannelle avant de verser le lait, peu à peu, sur le mélange œufs-sucre en fouettant.
Ajouter la maïzena délayée dans le lait froid.
Faire épaissir à feu doux, sans cesser de remuer.
Retirer du feu à ébullition, répartir dans des ramequins et laissez refroidir. Mettre ensuite au moins 2 h au réfrigérateur.
Avant de servir, saupoudrer les ramequins de sucre et caraméliser sous le gril du four.

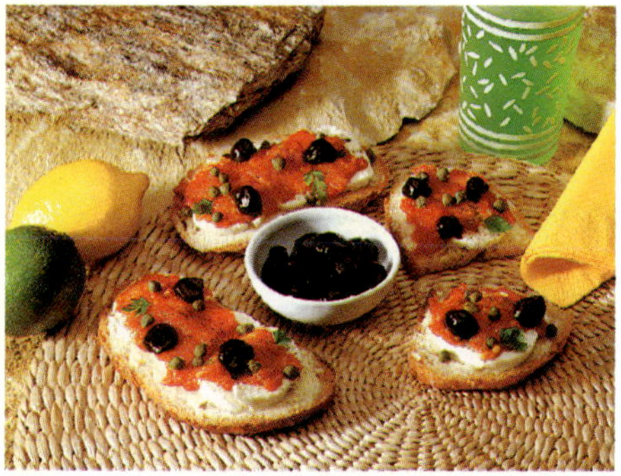

Tartines du soleil

4 tranches de pain de campagne • 125 g de fromage de chèvre frais • 40 g de beurre • 4 petites tomates • 1 cuillère à soupe d'huile d'olive • 2 gousses d'ail • quelques câpres et olives noires • basilic et origan • sel et poivre

Mettre l'huile dans une poêle avec les tomates épluchées, l'ail émincé et le basilic ciselé. Couvrir, laisser frémir et évaporer pendant 15 minutes, en tournant de temps à autre. Saler, poivrer puis laisser refroidir.
Couper les tranches de pain en deux. Les beurrer sur un côté. Poser dessus de fines tranches de fromage puis une bonne cuillère de sauce tomate.
Décorer avec des demi-olives dénoyautées, des câpres et saupoudrer d'un peu d'origan. Disposer les tartines sur une plaque à four beurrée et les faire dorer sous le grill 5 mn.
Servir brûlant au goûter ou en entrée avec quelques feuilles de salade verte.

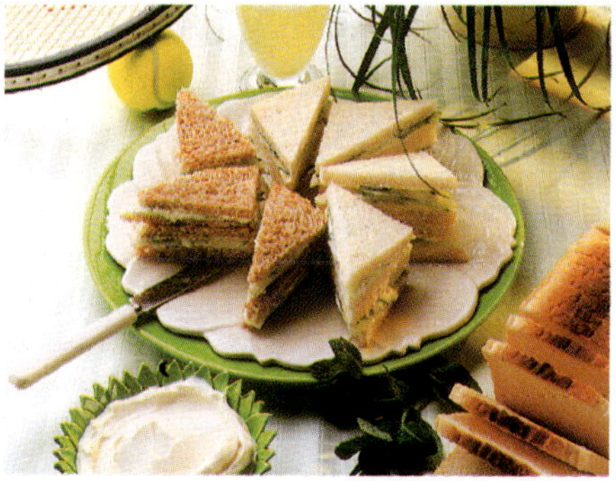

Sandwiches verts

1 concombre ou 200 g d'épinards crus ou 200 g de cresson • 4 cuillères à soupe de crème épaisse • 8 feuilles de menthe fraîche • 80 g de beurre, 8 tranches de pain de mie • poivre blanc, sel

Peler le concombre et le couper en lamelles. Le faire dégorger au sel, puis le rincer abondamment. Si vous avez choisi le cresson lavez-le. Pour les épinards, lavez-les et équeutez-les.
Mélanger le concombre, les épinards ou le cresson avec la crème, la menthe ciselée, sel et poivre.
Beurrer les tranches de pain de mie, ce qui leur évitera de s'humidifier au contact de la crème. En tartiner une de crème verte. Recouvrir en sandwich avec l'autre tranche. Couper en triangle. Servir frais.

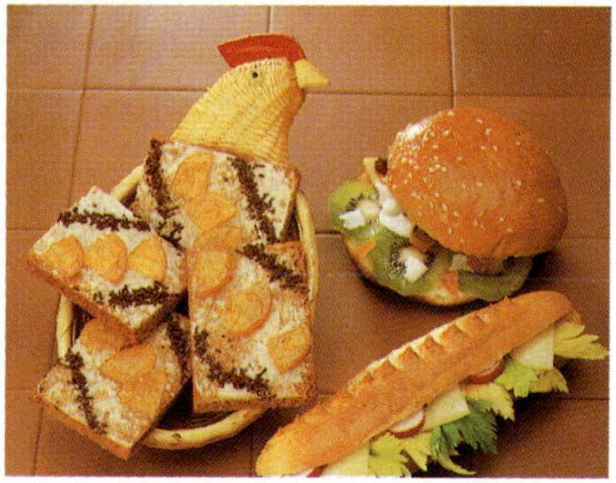

Les croq'junior

Pour 4 petits pains au lait

150 g de Saint-Florentin • 30 g de beurre mou • 50 g d'emmental • 12 radis roses • petites côtes de céleri • 1/2 cuiller à café de paprika

Découper en rondelles les radis lavés et égouttés. Découper en bâtonnets le céleri lavé et égoutté. Travailler à la fourchette le beurre mou avec le fromage frais et le paprika. Couper en deux les petits pains ; les tartiner avec la préparation au fromage. Garnir de rondelles de radis, de bâtonnets de céleri et d'emmental détaillé en lamelles.

Pour 4 pains de mie ronds

80 g de beurre mou • 40 g de confiture d'abricots • 1 sachet de fruits exotiques séchés ou confits non salés • 2 kiwis

Peler les kiwis ; les découper en rondelles. Préparer le beurre fruité : malaxer le beurre avec la confiture d'abricots. Couper le chapeau des petits pains, beurrer l'intérieur. Garnir de fruits exotiques et décorer de tranches de kiwi.
On peut de la même façon confectionner un beurre de clémentine en mélangeant 80 g de beurre avec 40 g de marmelade de clémentines. Étaler sur des tranches de pain d'épices ; décorer de morceaux de clémentine confite et de vermicelles de chocolat.

Le Cidil (Centre Interprofessionnel de Documentation et d'Information Laitières) a été créé par l'ensemble des professionnels du lait, producteurs et transformateurs. Sa mission est de contribuer à une meilleure connaissance du lait et des produits laitiers : informations sur la composition des produits laitiers, leur intérêt pour la santé et pour la forme, leur fabrication, leur histoire, leur géographie, leur goût, la façon de les conserver et de les préparer...

L'Observatoire Cidil de l'Harmonie Alimentaire s'intéresse à l'alimentation en général et à tout ce qu'elle représente pour nous. C'est d'abord un carburant pour notre organisme qui a besoin d'apports en énergie et en nutriments. Mais c'est bien plus que cela car nous ne sommes pas des machines et nous n'avons pas que des besoins "techniques"!

Plaisir, créativité, esthétique, découverte, convivialité, appartenance à une famille, un groupe, une religion... tout cela aussi fait partie de notre relation à l'alimentation. En ce sens, l'équilibre alimentaire, c'est bien, mais l'harmonie alimentaire, qui comprend l'équilibre et bien plus, c'est encore mieux. Car elle correspond à la définition de l'Organisation Mondiale de la Santé : *« la santé est un état de bien-être global, physique, psychologique et social ».*